DE QUELQUES

LEUCOCYTOSES TOXIQUES

CHEZ LES ANIMAUX NORMAUX ET SPLÉNECTOMISÉS

PAR

Le Dr Jacques DIRCKS-DILLY

LYON

A. REY & Cie, IMPRIMEURS-ÉDITEURS DE L'UNIVERSITÉ

4, RUE GENTIL, 4

—

1902

DE QUELQUES

LEUCOCYTOSES TOXIQUES

CHEZ LES

ANIMAUX NORMAUX ET SPLÉNECTOMISÉS

DE QUELQUES

LEUCOCYTOSES TOXIQUES

CHEZ LES ANIMAUX NORMAUX ET SPLÉNECTOMISÉS

PAR

Le Dr Jacques DIRCKS-DILLY

LYON

A. REY & Cie, IMPRIMEURS-ÉDITEURS DE L'UNIVERSITÉ

4, RUE GENTIL, 4

—

1902

A MON PÈRE ET A MA MÈRE

A TOUS MES PARENTS ET AMIS

Ce travail a été élaboré dans le laboratoire de pathologie générale de M. le professeur Mayet. Pendant l'année scolaire que nous avons passée dans ce laboratoire, nous avons toujours été accueilli avec bienveillance.

M. le professeur Mayet a bien voulu s'intéresser à nos recherches et nous aider de ses conseils dans une matière qui lui est particulièrement familière. Il nous fait aujourd'hui l'honneur de présider notre thèse, nous l'en remercions sincèrement. Nous sommes heureux et fiers de mettre cet essai sur le sang sous le haut patronage d'un Maître dont la compétence en hématologie est bien connue.

M. le professeur agrégé Collet nous a donné l'idée de ce travail et les premières notions techniques qui nous étaient nécessaires. Il a dirigé nos recherches et contrôlé nos résultats. Nous regrettons d'être si tôt privé des conseils éclairés de ce Maître, dont les enseignements, pleins de simplicité et de clarté, sont appréciés de tous. Qu'il nous permette de lui adresser nos remerciements et de rendre hommage a son amabilité dont nous garderons le meilleur souvenir.

Nous devons aussi des remerciements à M. le préparateur J. Nicolas, pour la complaisance avec laquelle il nous a prêté son concours dans les expériences, souvent délicates, que nous avions entreprises.

Après bien des expériences contradictoires où la splénectomie est considérée tantôt comme n'ayant aucune influence sur le nombre des globules blancs du sang (Schindeler, Pouchet), tantôt comme augmentant le nombre de ces globules (Zezas, Vinogradoff, etc.), on admet aujourd'hui que l'ablation de la rate produit de la leucocytose (Kurloff, Hadmann, etc.)

On savait, d'autre part, d'après les expériences de Horbaczewski, Kuhnaü, Weiss, etc., que la pilocarpine infectée à des animaux normaux produisait de la leucocytose.

Il nous a donc paru intéressant, sur les conseils de M. le professeur agrégé Collet, de rechercher si cette leucocytose produite par la splénectomie était elle-même influencée par la leucocytose qu'engendre la pilocarpine, recherches déjà faites mais incomplétement par Fröhlich.

Nous avons donc cherché l'influence de la pilocarpine chez des sujets normaux et splénectomisés.

D'autres substances, la nicotine et la cocaïne, ont été expérimentées mais sur une moins grande échelle.

Avant d'exposer nos recherches personnelles, nous allons, dans un premier chapitre, faire une courte ana-

lyse des travaux faits sur la question et particulièrement sur l'influence de la pilocarpine au point de vue
leucocytaire.

Dans un deuxième chapitre, nous exposerons la
façon dont nous avons procédé pour faire nos numérations, et nous donnerons les résultats obtenus chez les
animaux normaux, cobayes et lapins. Nous donnerons
une observation sur l'homme.

Le troisième chapitre nous permettra, après quelques
mots sur la façon dont la splénectomie a été envisagée
jusqu'à ce jour, de dire comment nous opérons et les
résultats que nous avons obtenus, d'abord par la splénectomie même, ensuite par l'injection de pilocarpine
chez les cobayes et lapins dératés.

Puis, dans un quatrième chapitre, nous étudierons
suivant le même plan, les effets de la nicotine chez
les animaux normaux et dératés au point de vue de la
leucocytose.

Dans un cinquième chapitre ceux de la cocaïne.

Enfin nous dirons les conclusions que nous avons pu
tirer de nos expériences.

DE QUELQUES

LEUCOCYTOSES TOXIQUES

CHEZ LES

ANIMAUX NORMAUX ET SPLÉNECTOMISÉS

CHAPITRE PREMIER

HISTORIQUE ET ANALYSE DES TRAVAUX ANTÉRIEURS

Horbaczewski, le premier, a étudié l'influence de la pilocarpine sur les éléments figurés du sang.

Le premier, il remarqua qu'une injection de pilocarpine amène une hyperleucocytose assez notable, mais à Waldstein revient l'honneur d'avoir montré que cette leucocytose était surtout due aux lymphocytes.

Waldstein étudie l'effet de la pilocarpine dans certaines maladies, dans la diphtérie, les angines à streptocoques, etc., avec adénites secondaires ; il ne l'a pas essayé chez des individus sains.

Après lui, Kühnau, Weiss et Fritz Bathe ont suivi ses effets chez des sujets atteints de pseudo-leucémie. Fröhlich l'injecte à des animaux normaux et dératés.

Mais l'étude la plus complète de la question est due à Sabrazès, qui a fait l'examen du sang après injection de pilocarpine chez des individus indemnes de toute affection ganglionnaire.

Nous allons revenir sur ces différents ouvrages et les analyser rapidement avant d'exposer nos recherches personnelles.

Horbaczewki a fait ses expériences sur des étudiants en médecine. Leur sang était examiné après dix-huit heures de jeûne, au point de vue leucocytaire. Vers 11 heures du matin. Aussitôt après, on leur injectait la pilocarpine.

Teneur en leucocytes.

Obs. I.   11 heures, 7.000, 11 heures, 10 milligrammes de pilocarpine par voie buccale.
12 heures, 8.750 = + 25 °/₀.

Obs. II.   11 heures, 10.600, 11 heures, 15 milligrammes de pilocarpine par voie buccale.
12 heures, 14.250 = + 34,5 °/₀.

Obs. III. 11 heures, 4.800, 11 heures, 10 milligrammes de pilocarpine par voie buccale.
1 heure,   7.050 = + 46,8 °/₀.

Obs. IV. 11 heures, 4.700, 11 heures, 10 milligrammes de pilocarpine par voie buccale,
3 heures, 6.550 = + 39,3 °/₀.

Ou bien les leucocytes sont produits en plus grande quantité, ou bien leur destruction est arrêtée ou limitée de telle sorte qu'ils restent plus longtemps dans le sang et peuvent s'y accumuler.

Horbaczewski fit des expériences chez le lapin pour rechercher les altérations des organes lymphatiques et particulièrement de la rate. Il prit des lapins témoins

de même poids, même sexe, même âge et les nourrit
de la même façon. Aux lapins en expérience, il fit des
injections de : 15 à 3o milligrammes de solution chlo-
rhydrique de pilocarpine par kilogramme d'animal,
et les sacrifia deux heures après. Constamment, la
rate des animaux empoisonnés était plus grosse que
celle des lapins témoins.

Des recherches histologiques, il résulte que la pilocarpine produit des changements anatomiques dans la
rate. On y trouve de nombreuses figures karyokiné-
tiques et l'on peut dire que la pilocarpine amène une
prolifération des éléments lymphatiques.

Dans la leucémie, il ne faut jamais donner de pilocarpine car, dans cette maladie, les éléments lymphoïdes sont déjà produits en très grande quantité.
Leur destruction amène une augmentation de l'élimination de l'acide urique.

A ce propos, Horbaczewski remarque qu'après l'injection de pilocarpine, bien que l'élimination d'acide
urique soit augmentée, elle ne l'est pas proportionnellement à l'augmentation du nombre des globules
blancs et, par conséquent, à leur destruction.

L'idée d'employer la pilocarpine dans le traitement
de la diphtérie fut suggérée à Waldstein par l'examen
du sang de ses malades. Il avait remarqué qu'après
une injection de sérum antidiphtérique le nombre des
polynucléaires augmentait plus ou moins, tandis que
celui des lymphocytes baissait régulièrement. Si la
maladie devait avoir une issue favorable, le rapport
changeait bientôt ; les lymphocytes revenaient à leur
chiffre normal, les polynucléaires baissaient à ce point

que, en représentation graphique, les deux courbes se coupaient. Dans les cas moins heureux, les lymphocytes pouvaient remonter, mais les polynucléaires ne tombaient pas.

Waldstein eut donc l'idée d'empêcher cette chute des lymphocytes qui succédait à l'injection de sérum et, pour cela, il eut recours à la pilocarpine. Il fit d'abord des expériences sur les cobayes, mais ceux-ci ne supportaient pas la pilocarpine même à de faibles doses. Le lapin se montra plus réfractaire et il put impunément injecter, tous les trois jours, pendant plusieurs semaines, la dose de 2 milligrammes. Les lymphocytes augmentèrent énormément. Chez un lapin, Waldstein renversa la formule normale et trouva 900 polynucléaires pour 4,000 mononucléaires. Chez des enfants de trois ans, atteints d'adénites consécutives à la rougeole ou à la scarlatine, il a vu ces ganglions disparaître sous l'influence d'injections quotidiennes de pilocarpine. La dose de 2 mm 5 par jour durant huit ou dix jours de suite ne produit ni sueur ni salivation.

La numération des globules blancs dans ces cas d'adénites secondaires donnait souvent une hypoleucocytose qui diminuait sous l'influence des injections. La température tombait. Waldstein possède un certain nombre de courbes qui montrent, avec le début de la médication, une augmentation des lymphocytes, un abaissement de la température, une diminution des tumeurs, la disparition des troubles de compression. Dans les intervalles du traitement, il y a moins de lymphocytes, la température augmente, les douleurs réapparaissent.

Il est reconnu qu'un court stade d'hypoleucocytose précède l'hyperleucocytose, stade qu'il est impossible d'observer chez l'homme.

Kühnau et Weiss considèrent la pilocarpine comme un leucotactique des plus actifs. Nous leur empruntons les observations suivantes :

OBSERVATION I

Emma R..., quarante et un ans. Pseudoleucémie. Bonne santé jusqu'en novembre 1894. A cette époque apparaît une tuméfaction du côté gauche du cou, puis du côté droit, dans les aisselles et dans les plis de l'aine Rentrée à la clinique le 13 octobre 1895. Pas d'anémie bien intense. A la pointe du cœur, souffle systolique; matité normale. Respiration normale. Matité splénique (10 centimètres de haut sur 10 de large). Hémoglobine 50 pour 100.

Dans les préparations colorées, on voit des lymphocytes, des polynucléaires et des leucocytes éosinophiles.

Thérapeutique : arsenic et pylocarpine.

Cours de la maladie. — Diminution lente des masses ganglionnaires. Augmentation du poids de la malade. Au début de novembre, exsudat pleurétique droit. Elle part améliorée le 9 novembre 1895.

Après chaque injection de pilocarpine, le nombre des leucocytes qui se tenait à la normale ou même au-dessous, monte aussitôt. Aucun malaise, au contraire, amélioration notable. Les masses ganglionnaires diminuent; l'état général se relève — la rate augmente. Le 1er octobre on compte 152.000 leucocytes par millimètre cube ; parmi eux, quelques myélocytes neutrophiles; présence de normoblastes. La dépression des forces devient extrême ; des œdèmes apparaissent et la mort survient.

L'autopsie montre un gros paquet ganglionnaire dans le mé-
diastin postérieur et dans le mésentère, des tumeurs lymphoïdes
autour de la veine porte, des nodules lymphomateux miliaires et
submiliaires sur la plèvre et le péricarde, dans le foie, les reins,
la rate.

Dans une autre observation, Kühnau et Weiss, après
avoir noté tous les signes de la pseudo-leucémie, leucocytes en nombre normal, élimination normale de
l'acide urique, virent à la suite d'injections de pilocarpine cette pseudoleucémie se transformer en leucémie
vraie avec tous les caractères du sang dans cette maladie.

OBSERVATION II

E. F .., dix huit ans. Econome. Entré 20 juillet 1895. Pas
d'hérédité. Coqueluche dans l'enfance. Pas d'autre maladie. Au
printemps de 1894, gonflements douloureux dans les régions in-
guinales. L'hiver suivant, dans l'aisselle et la région carotidienne
gauches, sensation de pesanteur. Bon appétit, mais diminution
des forces. Pas de toux. En juin 1895, trachome de l'œil droit.
Etat au 20 juillet 1895. Anémie, 7 degrés = 37,4. P. = 96.
Respiration, 22. Pas d'œdème. Voix claire. Gorge libre. Amyg-
dales normales. A l'angle de la mâchoire gros paquet de ganglions tuberculeux, assez durs, incolores, mobiles, fluctuants.
Paquets un peu plus petits dans les fosses sus-claviculaires et
sous le sterno-cléido-mastoïdien droit comme dans les plis ingui-
naux. Rien aux poumons ni au cœur. Abdomen volumineux,
surtout à gauche. Bord inférieur du foie au niveau des fausses
côtes. Rate nettement grosse : 14 × 23 centimètres, dépassant le
rebord costal en avant de trois travers de doigt. Consistance très
dure. Bord irrégulier. Pas d'incisures. Pas d'ascite. Selles normales. Pas d'hématurie. Pas de bacilles dans les crachats.

Etude du sang :

      3.712.000 hématies.

      2.800 leucocytes.

      45 % valeur globulaire.

Quelques cellules éosinophiles. Rares lymphocytes.

Diagnostic : Pseudoleucémie.

Traitement : Arseniate de soude.

Cours de la maladie : Amélioration rapide. Le poids augmente. Après quelques semaines, on sent à travers la paroi abdominale de grosses masses ; on les retrouve dures, immobiles de chaque côté de la colonne. Le sang contient peu de leucocytes (environ 3.000) et, pour moitié, des cellules petites avec un noyau fortement teinté.

A la fin d'août, T. $= 38,4$. Obstruction bronchique. Injection sous-cutanée de 1 mm. 5 de pilocarpine, le 3 septembre 1895. Deux heures après et durant deux jours, forte leucocytose : 22.200. Seconde injection le 18 septembre. Leucocytose augmentant rapidement et atteignant, le 23 septembre : 32.200, le 27 septembre : 68.000.

Dans les préparations colorées; image d'une leucémie manifeste : beaucoup de lymphocytes, d'éosinophiles, d'hématies nucléées. Diminution de volume des masses ganglionnaires. Augmentation du volume de la rate ; 26×16. Le foie déborde de deux travers de doigt l'arc costal. Au cœur, souffle systolique à la pointe. Affaiblissement rapide. Œdème. Cœur très faible.

2 octobre 1895. — 146.800 leucocytes ; quelques myélocytes neutrophiles. Mort peu après. Autopsie : outre les ganglions signalés, chaîne ganglionnaire médiastinale, ganglions autour de la veine porte ; dépôts lymphoïdes sur le péricarde, les plèvres, le foie, les reins, la rate.

Nous trouvons des faits analogues dans la thèse de Fritz Bathe.

OBSERVATION III

B. R..., trente-sept ans. Femme de ménage.

Pas d'hérédité. Il y a trois ans, tuméfaction de la région carotidienne gauche. Il y a deux mois, tuméfaction à droite et dans les aisselles. Toux depuis deux ans. Légère anémie. Etat général assez bon. Tour de cou : 56 centimètres. Tumeur isolée de la grosseur d'un œuf de poule au côté gauche de la nuque. Peau excoriée à ce niveau. De même dans la région sus claviculaire gauche.

Les aisselles et les aines sont remplies de paquets ganglionnaires. Visage et bras œdématiés. Respiration gênée, catarrhe diffus. Cœur normal. Des deux côtés de la colonne vertébrale on sent des ganglions. Ni albumine, ni sucre dans les urines. Hémoglobine 5o pour 100. Globules rouges 3.400.000. Globules blancs 14.000. Diagnostic : pseudoleucémie. Traitement : liqueur de Fowler et pilocarpine.

En dépit d'injections de pilocarpine de 1 milligramme, deux fois renouvelées, les tumeurs ne diminuent pas. Le nombre des leucocytes, après l'injection, augmente du double ; le 7 août on en compte 80.000. Œdème de tout le corps. Pas d'ascite. Diarrhée malgré l'opium. La perte des forces s'accentue. Respiration difficile. Le nombre des leucocytes se maintient haut. Mort le 16 octobre 1897.

Fritz Bathe tire de ses recherches quelques conclusions intéressantes. La leucocytose serait plus marquée chez les pseudo-leucémiques que chez les individus bien portants pour une même dose de pilocarpine, et proportionnellement au poids du corps. Elle est également plus durable chez les pseudo-leucémiques, mais elle apparaît moins vite. La qualité des leucocytes

varie : les neutrophiles dominent, mais les éosinophiles
ne dépassent pas la normale.

Besredka semble considérer l'action de la pilocarpine comme influençant surtout, pour ne pas dire
seulement, les grands mononucléaires. Dans ses expériences sur l'immunité vis-à-vis des composés arseni-
caux, il constate que les lymphocytes et les polynucléaires ne contiennent guère de grains rouges après
l'injection arsenicale. Seuls les gros mononucléaires en
sont gorgés, ce sont de véritables arsenicophages. En
provoquant une mononucléose on doit donc avoir une
résistance plus grande de l'organisme à l'intoxication.
Besredka a recours à l'hémoglobine ou à la pilocarpine
à la dose de 1/8 de milligramme environ.

Les grands mononucléaires sont à leur maximum
quarante à quarante-huit heures après l'injection. Un
cobaye ainsi préparé survit parfaitement à la dose qui
tue un cobaye du même poids en quarante-huit heures.
Si la mort survient, elle est moins rapide que chez le
cobaye témoin. L'expérience réussit d'autant mieux
que la dose injectée tue dans un délai plus long.

J. Sabrazès a voulu élucider ce point signalé par
Fritz Bathe, à savoir que la pilocarpine n'agissait pas
d'une façon absolument identique sur les malades
atteints d'affection ganglionnaire et sur les individus
indemnes de ce côté. Il a fait ses recherches sur des
sujets traités par la pilocarpine pour des lésions ocu-
laires. L'examen du sang a été fait d'une façon des plus
complètes, comme le prouvent les observations que
nous relevons textuellement.

OBSERVATION IV

R. H., trente-cinq ans, manœuvre, bien portant sauf un dé-
collement rétinien avec irido-choroïdite séreuse, traitée par
l'application d'une mouche de Milan. Pas d'adénopathie notable.

15 mai 1900. — Examen du sang : rares polychromatiques ; pas
d'hématies à granulations basophiles ; pas de globules rouges
nucléés ; diamètre moyen des hématies 7 μ 27.

16 mai. — Injection sous-cutanée à 9 heures du matin, de
2 centigrammes de nitrate de pilocarpine (en solution dans 1
centimètre cube d'eau stérilisée) : salivation très abondante,
sueur, diarrhée légère. Examen du sang à 11 h. 3/4.

17 mai. — Injection de la même dose : mêmes phénomènes
que la veille. Examen du sang : très nombreuses plaquettes san-
guines, pas de polychromatiques, pas d'hématies à granulations
basophiles ; pas de globules rouges nucléés ; diamètre moyen
des hématies 6 μ 85.

18 et 19 mai. — On répète les injections : sueur et salivation
peu marquées.

21 mai. — Même dose; pas de réaction ; épiphora ; pas de
polyurie ni de pollakiurie ; pâleur de la face. Examen du sang :
rares polychromatiques ; très rares hématies à granulations
basophiles; pas de globules rouges nucléés; diamètre moyen des
hématies 7 μ 08.

22 mai. — Sixième injection de 6 centigrammes, réaction
plus vive que les trois derniers jours : salivation, sudation surtout abondante à la tête, épiphora, céphalalgie, faiblesse générale très marquée; pas de poliurie, de pollakiurie, ni de diarrhée. Le malade ne boit pas pendant que la pilocarpine agit sur
les sécrétions Examen du sang : quelques noyaux libres, pas
de polychromatiques ; pas d'hématies à granulations basophiles ;
pas de poïkilocytes ; pas de globules rouges nucléés.

Résultats de l'examen du sang : Après la première injection, le taux de l'hémoglobine s'est accrû de 7 pour 100 ; celui des globules rouges de 694.000 par millimètre cube ; celui des blancs de 4760 ; celui des leucocytes polynucléés neutrophiles de 2214 ; celui des lymphocytes de 2205. Variations des autres types leucocytaires : un peu moins d'éosinophiles (17), plus de grands mononucléés (97), plus de Mastzellen (111), plus de formes de transition (147). Après la cinquième injection, les oscillations se sont faites dans le même sens, mais l'augmentation des leucocytes polynucléés neutrophiles (2760) l'emporte de beaucoup sur celle des lymphocytes (1010) ; un peu moins d'éosinophiles (114), un peu plus de grands mononucléés (75), moins de Mastzellen (140), plus de formes de transition (60).

22 mai. — Après la sixième injection, le malade faible, abattu, céphalalgique, n'a pas de réaction sanguine. Les globules blancs ont fléchi par rapport à la normale.

Sabrazès a fait aussi des expériences sur le cobaye.

OBSERVATION V

On fait, le 8 et le 9 février 1900, l'examen du sang d'un cobaye mâle pesant 430 grammes.

10, 11 et 12 février. — Injection sous la peau d'un demi-milligramme de nitrate de policarpine.

13 février. — Injection de 1 milligramme ; quelques minutes après, examen du sang (les gouttes s'écoulent difficilement des veinules de l'oreille). L'animal succombe un quart d'heure après l'injection. Congestion de tous les organes, particulièrement des reins, à l'autopsie. On n'a pas constaté de modifications morphologiques notables des hématies pendant cette expérience.

Résultats. — Après la quatrième injection d'un demi-milligramme de pilocarpine, l'augmentationdu taux de l'hémoglobine par rapport à la normale était de 2,5 pour 100, celle du nombre des globules rouges de 382.850; celle des globules blancs de 4.960, celle des leucocytes polynucléés neutrophiles de 5o4, celle des lymphocytes de 3.769, celle des éosinophiles de 709. Les variations des mononucléés étaient insignifiantes, celles des Mast-zellen assez notables en plus.

OBSERVATION VI.

7, 8, 14 février 1900. — On examine le sang d'un cobaye mâle pesant 480 grammes.

21, 22, 23, 24, 25, 26 février. — Injection de 1/4 de centimètre cube de la solution de nitrate de pilocarpine. Le 27, examen du sang.

27, 28 février, 1 et 2 mars, — Injection d'un demi-centimètre cube; diarrhée assez abondante pendant vingt-quatre heures.

5 mars. — Examen du sang.

6, 7. 9, 10 mars. — Injection d'un demi-centimètre cube de solution de pilocarpine. 8 mars, examen du sang.

11 mars. — Injection de 0 cc. 6; le 12 de 0 cc. 7; le 13 de 0 cc. 8; examen du sang à cette date. Le 14 injection de 0 cc. 9.

Il s'est produit de la diarrhée qui a cessé le lendemain. Le 15, injection de 0 cc. 8 (diarrhée peu de temps après l'injection.

16 mars. — Injection de 1 centimètre cube. Examen du sang.

Pendant le cours de ces diverses constatations hématologiques on a noté de rares polychromatiques, un peu d'inégalité de volume et de coloration des hématies : pas d'hématies à granulations basophiles ; pas de globules rouges nucléés. Le cobaye a survécu.

Résultats. — Chez ce deuxième cobaye, après six injections, le sang examiné vingt-quatre heures après la dernière, montrait de l'hémoglobine en plus (3 pour 100) des globules rouges en plus 5o2.200, des globules blancs en plus 19.114 des leucocytes polynucléés neutrophiles en plus 10.542, des lymphocytes en plus 5764, des éosinophiles en plus 1900, des grands leucocytes mononucléés en plus 108, des Mastzellen en plus 362. Pas de formes de transition.

Après dix injections, le 5 mars, augmentation du taux de l'hémoglobine 6 pour 100 du nombre des globules rouges de 316.200 ; du nombre des globules blancs de 9714, des leucocytes polynucléés neutrophiles de 7.564, des lymphocytes de 891, perte en éosinophiles de 176, gain en grands mononucléés de 256, en Mastzellen de 200, en formes de transition de 641.

Après treize injections, gain en hémoglobine de 6 pour 100 ; en globules rouges de 334.800, en globules blancs de 17.154, en leucocytes polynucléés neutrophiles de 8798, en lymphocytes de 2244, en éosinophiles de 3241, en grands mononucléés de 780, en Mastzellen 105, en formes de transition 705.

Après dix-sept injections, gain en hémoglobine de 14 pour 100, gain en globules rouges de 851.400, en globules blancs de 10.334, en leucocytes polynucléés neutrophiles de 8359, en lymphocytes de 662, en éosinophiles de 189, en grands mononucléés de 201, en Mastzellen de 158 et en formes de transition de 284.

Après vingt injections, gain en hémoglobine de 14 pour 100, en globules rouges de 589.000, en globules blancs de 46.294, en leucocytes polynucléés neutrophiles de 23.255, en lymphocytes de 18.889, en éosinophiles de 858, en grands mononucléés de 1243, en Mastzellen de 381, en formes de transition de 1314.

Ces résultats ne sont pas dus à une concentration du sang, puisque le rapport hémato-leucocytaire varie beaucoup. Les organes hématopoïétiques comme les autres organes glandulaires sont le siège d'une vasodilatation et d'une hyperactivité qui ont certainement leur part dans les modifications du sang. La leucocytose porte sur toutes les espèces de globules et le nombre des lymphocytes peut s'accroître, proportionnellement, beaucoup plus que celui des polynucléés neutrophiles. Cette leucocytose persiste le lendemain de l'injection.

La pilocarpine n'entraîne pas de modifications appréciables des hématies.

La même dose ne produit pas toujours des effets identiques. D'ailleurs, la réaction du sang est moins accusée quand la dose est trop forte. L'homme semble s'habituer à l'intoxication et réagit moins après plusieurs injections. Les effets de la pilocarpine semblent, au contraire, s'accumuler chez le cobaye.

Fröhlich s'est demandé si l'extirpation de la rate peut influencer d'une manière appréciable la leucocytose engendrée par la pilocarpine. Si la rate a un rôle actif dans la leucogénèse, la leucocytose policarpinique des animaux normaux doit différer de celle engendrée par cet alcaloïde chez des animaux dératés. Et, en effet, une injection de pilocarpine élève chez le chien normal le nombre des globules blancs de 8.900 à 34.900. Chez les dératés l'augmentation est moins sensible 4.800 à 22.700. Si l'opération remonte à une date déjà éloignée, à un moment où la vicariance est entrée en jeu, les différences deviennent presque nulles.

Fröhlich ne donne pas d'indications sur les caractères de cette leucocytose. Levaditi, qui rapporte les expériences de ce dernier auteur, suppose que cette leucocytose est une lymphocytose, si l'on songe que la policarpine produit une concentration de la lymphe en éléments cellulaires et que les agents capables d'exagérer les mouvements des liquides interstitiels engendrent une leucocytose passive ou lymphatique.

Si l'extirpation de la rate atténue l'intensité de la leucocytose, c'est qu'elle prive l'organisme d'une de ses sources de cellules lymphatiques.

CHAPITRE II

TECHNIQUE DES NUMÉRATIONS

Pour faire les numérations de globules rouges et de globules blancs nous avons employé l'hématimètre de Hayem.

Quand il s'agit des hématies, on fait une prise de 2 millimètres cubes de sang avec une pipette capillaire spéciale ; on chasse le contenu de cette pipette dans un godet contenant 5oo millimètres cubes de sérum de Hayem. La pipette est bien vidée de tout le sang par plusieurs aspirations et refoulements successifs du liquide à son intérieur. On assure, par agitation rapide avec une palette, le mélange intime du sang et du sérum. Une goutte du nouveau liquide, transportée dans la cupule de l'appareil, est écrasée par une lamelle dont on la recouvre. Elle sert aux numérations.

La cuvette de l'hématimètre a 1/5 de millimètre de profondeur. La numération des globules se fait dans un carré dont l'image est projetée sur le fond de la cupule et mesure exactement 1/5 de millimètre de côté. Ce carré est divisé en seize petits carrés qui servent de points de repère dans l'opération. On compte donc les globules dans 1/125 de millimètre cube. La dilution du sang est de 2/500 ; 2/496 à cause du mouillage, soit

1/248. Il faut alors, pour avoir le chiffre des globules de 1/125 de millimètre cube de sang non dilué, multiplier par 248 le résultat de la numération. Et, comme 1 millimètre cube de sang contient 125 fois plus de globules, on multiplie encore par 125. Finalement, le nombre donné par la numération faite dans le carré est multiplié par 125 et 248, soit 31.000, afin d'obtenir le chiffre vrai des globules rouges de 1 millimètre cube de sang.

Le professeur Mayet a fait remarquer que l'appareil d'optique qui donne l'image du carré au fond de la cupule ne donne pas toujours un carré de 1/5 de millimètre de côté, mais que souvent, par suite d'erreur dans la construction de l'appareil, ce carré est diminué ou agrandi.

L'appareil dont nous nous sommes servi donnait un carré trop grand, nous avons tenu compte de cette erreur comme l'indique le professeur Mayet.

Les leucocytes se numèrent de même. Mais il faut :

1° Les colorer avec un sérum approprié (nous employons le sérum au violet de gentiane).

2° Faire des numérations dans 100 carrés successifs, à cause de leur petit nombre. Cela est facile avec la surplatine à charriot mobile de Krauss.

3° Diminuer la dilution du sang pour avoir des numérations plus exactes. Suivant la technique de M. le professeur Mayet, nous avons pris 10 millimètres cubes de sang en remplissant deux fois la pipette capillaire de Hayem jusqu'au trait 5. Il suffit alors de multiplier la moyenne des chiffres trouvés dans un carré par 6.200.

La technique du pourcentage des globules ne présente

pas plus de difficultés. Elle comprend quatre temps : la prise du sang, l'étalement, la fixation, la coloration. La prise du sang se fait à l'oreille que l'on a préalablement rasée avec soin, car les globules s'accumulent facilement sur les poils, et cela pourrait fausser les résultats. On cherche par transparence à découvrir une veinule de l'oreille et on y fait une piqûre. Le sang s'écoule facilement avant l'injection, mais quand l'animal a reçu de la pilocarpine on a parfois une peine inouïe à le faire saigner. Il nous a même fallu y renoncer plusieurs fois après plusieurs essais.

Aussitôt qu'on a obtenu une goutte de sang, on y applique une lame de verre. Il faut avoir soin de passer cette lame à l'alcool pour enlever toute matière grasse et de l'essuyer avec une flanelle qui ne laisse aucun duvet. La goutte de sang adhère à la lame et, avec un couteau triangulaire, on l'étale en une couche aussi mince que possible.

Pour fixer cette préparation, on la met dans un mélange à parties égales d'alcool et d'éther. Au bout de quinze à vingt-cinq minutes, on lave la lame à l'eau courante. On la sèche au buvard. Il ne reste plus qu'à la colorer.

Pour cela, après bien des essais, nous avons adopté la glycérine hématoxyline qui donne d'excellents résultats. On laisse la préparation vingt-quatre heures dans le bain, puis on la lave, on la sèche et on l'examine.

Cet examen consiste à faire courir la préparation, de façon à ce qu'elle passe tout entière, si cela est possible, sous le champ du microscope. En effet, les erreurs sont faciles, car les globules d'une même espèce s'accu-

mulent souvent dans un coin, et il suffirait de tomber
sur un nid d'une seule de ces espèces pour changer
complètement les résultats.

On compte jusqu'à 100 en ayant soin de noter la
nature des globules à mesure qu'ils se présentent, et
l'on compte combien de globules de chaque espèce
contribuent à former cette somme.

Expériences sur les cobayes normaux.

Ces procédés de numération et de coloration nous ont
permis de faire l'examen du sang du cobaye et d'y suivre
les variations leucocytaires produites par les injections
de pilocarpine.

Nous avons utilisé à cet effet sept cobayes (n°s 51,
52, 61, 64, 65, 73, 74). Deux ont servi plus spécialement à l'étude des variations numériques imprimées
par la pilocarpine (51, 52); chez un autre nous nous
sommes attachés à faire le pourcentage (71); sur trois
d'entre eux, nous avons suivi l'influence de la pilocarpine, à longue échéance, en les soumettant à des injections répétées du toxique, sans numération quoti-
dienne (61, 64, 65). Enfin, nous avons étudié sur les
deux derniers la marche imprimée à la formule leucocytaire par la pilocarpine, en faisant des prises de sang
répétées à de courts intervalles.

Pour pouvoir nous rendre compte d'une façon évi-
dente, de l'influence de la pilocarpine, indépendante

des variations physiologiques, nous avons pris un cobaye témoin et étudié sa formule sans injection préalable (72).

Cette précaution nous a permis de voir que cette formule était en somme assez variable et, que pour avoir des chiffres probants, il fallait de toute nécessité examiner le sang avant et après l'injection.

Si certains cobayes nous ont servi plus spécialement à telle ou telle étude, plusieurs fois un même cobaye a été utilisé pour la recherche des variations numériques et qualitatives quotidiennes et à la suite d'une longue accoutumance.

Nous allons reprendre une à une nos expériences et exposer nos résultats.

ÉTUDE DES VARIATIONS NUMÉRIQUES

Cobaye 51.— Pris le 28 février 1901.— Globules blancs 11.533

Dates	Heure de la 1e prise et de l'injcct.	Avant	Dose injectée	Heure de la 2e inj.	Après
1 Mars	»	7440	5 mgr.	»	9176
5 Mars	3 h. 25	9734	5 mgr.	»	»
6 Mars	2 h. 45	8552	5 mgr.	4 h. 30	6695
7 Mars	3 h. 10	3878	1 cgr	4 h. 40	7470
8 Mars	»	1644	1 cgr.	»	Pas de sang
12 Mars	2 h. 30	7347	1 cgr.5	5 h.	12090
13 Mars	»	»	1 cgr.5	»	»
14 Mars	2 h. 5	10540	1 cgr.5	»	5704

Dates	Heure de la 1ᵉ prise et de l'inject.	Avant	Dose injectée	Heure de la 2ᵉ inj.	Après
15 Mars	3 h.	8277	1 cgr.5	4 h.45	53320
17 Mars	3 h.30	9510	1 cgr.5	»	Pas de sang
19 Mars	2 h.30	6866	1 cg.5	5 h.	Pas de sang
20 Mars	2 h.45	9734	1 cg.5	»	Pas de sang
21 Mars	2 h.15	12028	1 cgr.	4 h.30	23126
22 Mars	2 h.35	10726	1 cgr.	»	Pas de sang
9 Avril	2 h.50	12772	1 cgr.	»	»

Les examens du sang ont été faits d'une façon régulière, toutes les fois du moins qu'on a pu en obtenir. En faisant le bilan on voit que, d'une façon générale, la pilocarpine augmente le nombre des globules blancs.

Le 1ᵉʳ mars, gain de 1736; le 6 mars, perte de 1857; le 7 mars, gain de 3592; le 12 mars, gain de 4743; le 14 mars, perte de 4846; le 15 mars, la leucocytose est énorme, le nombre des globules blancs s'élève de 45.053. Le 21 mars l'augmentation est de 11.096.

Cette leucocytose est peu durable et, le lendemain, les leucocytes sont retombés à la normale. Pourtant, quand on a noté une hypoleucocytose après l'injection, on voit que cette hypoleucocytose se prolonge. La dose de pilocarpine injectée le 6 mars fait baisser le chiffre des globules blancs de 8552 à 6695; le lendemain, ce chiffre est encore plus bas 3878, et ce n'est qu'après une nouvelle injection que le nombre des leucocytes redevient normal.

Cobaye 52 — Pris le 28 février. Globules blancs = 15.376.

Date	Hʳᵉ de la 1ᵉ prise et de l'injection	Avant	Dose injectée	Heure de la 2ᵉ prise	Après
1 mars	»	7 068	5 mgr.	»	»
2 »	»	»	5 mgr.	»	20.398
5 »	3 h. 20	5.456	5 mgr.	5 h. 35	9.331
6 »	3 h. 10	6.858	5 mgr.	4 h. 30	9.220
7 »	3 h. 15	8.150	1 cgr.	4 h. 45	19.189
8 »	4 h. 10	6.262	1 cgr.	»	»
12 »	2 h 45	6.541	1 cgr. 5	»	»
13 »	»	»	1 cgr. 5	»	»
14 »	»	»	1 cgr. 5	»	»
15 »	»	»	1 cgr. 5	»	»
17 »	2 h. 35	11.470	1 cgr. 5	»	»
19 »	2 h. 30	8.125	1 cgr. 5	5 h. p. de sang	

Comme pour le cobaye précédent, nous notons une hyperleucocytose après l'injection de pilocarpine.

Après la deuxième injection de 5 milligrammes, le nombre des leucocytes s'est accru de 17.330; le 5 mars, augmentation de 3975; le 6 mars, 2362; le 7 mars, 11.039.

Pas de leucocytose sensible dans les jours qui suivent chaque injection.

ÉTUDE DES VARIATIONS QUALITATIVES (POURCENTAGE).

Cobaye 71. Pris le 29 mai. Globules rouges 5.115.000.
le 6 juin. Globules blancs 13.020.

Valeur des globules	H. 1e prise et de l'inj.	Avant %	mmc.	Dose.	H. 2e prise	Après.
6 juin.						
Lymphocytes et mononucléaires.	3 h. 3o	48	6248	1 cgr.	5 h.	32
Polynucléaires.	»	62	6770	»	»	58
Rap. des poly. aux lymp. et mono.	»	1,08		»	»	1,87
20 juin.						
Lymphocytes et mononucléaires.	»	29		»	»	37
Polynucléaires.	3 h. 15	71		1 cgr.	4 h. 45	63
Rap. des poly. aux lymp. et mono.	»	2,78		»	»	1,70
25 juin.						
Lymphocytes et mononucléaires.	»	6o		1 cgr.	5 h.	65
Polynucléaires.	3 h. 3o	4o		»	»	35
Rap. des poly. aux lymp. et mono.	»	0,06		»	»	6,55
1er juillet.						
Lymphocytes et mononucléaires.	»	52		»	»	63
Polynucléaires.	3 h.	48		1 cgr.	4 h. 3o	37
Rap. des poly. aux lymp. et mono.	»	0,92		»	»	0,58
10 juillet.						
Lymphocytes et mononucléaires.	»	48		1 cgr	»	6o
Polynucléaires.	3 h.	52		»	4,3o	4o
Rap. des poly. aux lymp. et mono.	»	0,92		»	»	0,66

D'une façon générale, on note une augmentation des lymphocytes et des mononucléaires dans le pourcentage, après l'injection de pilocarpine.

Cobaye 51. Pourcentage chez un cobaye injecté déjà plusieurs fois.

Date	Valeur des globules	Avant	Dose	Après
28 mai	Lympho. et Mono.	66	1 cgr.	64
	Poly.	34	»	36
	Rap. des polynuc.			
	Lympho. et mono.	0,51	»	0,56

Il y a donc chez ce cobaye état stationnaire des mononucléaires, des lymphocytes et des polynucléaires.

Cobaye 72. C'est l'animal témoin. Pris le 29 mai.

Nature des globules	2 juin	10 juin	17 juin	5 juil.	7 juil.	10 juil.
gl. roug.	5.167.000					
gl. bl.		8.122				
Lympho et Mono.	89	55	39	20	70,06	37
Polyn.	11	45	61	80	29,94	63
Rap. des poly. aux lymph. et mono.	0,12	0,81	1,56	4	0,42	0,17

Chez ce cobaye témoin, malgré quelques chiffres contradictoires, le taux des polynucléaires est généralement le plus élevé.

Etude de l'Accoutumance.

Cobaye 61. — Pris le 4 juin.

Il ne résiste pas à l'intoxication et meurt en cinq jours après avoir reçu 1 centigramme de pilocarpine par jour. Il a perdu 162 grammes.

Cobaye 64. — Pris le 11 juin.

Ne résiste pas davantage. Il meurt avec une perte de poids de 8 grammes, n'ayant été injecté que trois fois, la dernière de 15 milligrammes de pilocarpine.

Cobaye 65. — Pris le 4 juillet.

Pas plus de succès. Du 4 au 9, il reçoit 1 centigramme de pilocarpine par jour. C'est dans la nuit qu'il meurt, ayant déjà perdu 25 grammes.

Ces cobayes n'ont donc opposé qu'une résistance très faible à l'intoxication. Heureusement les courbes fournies par d'autres cobayes, qui ont supporté pendant longtemps des doses pourtant aussi fortes de pilocarpine, nous permettent de voir comment ils se sont comportés dans le cours de l'accoutumance et après une longue période d'injections.

Cobaye 51. — Ce cobaye a supporté des doses croissantes de pilocarpine du 1er mars au 9 avril. Le plus souvent la leucocytose produite par l'injection est passagère, quelquefois pourtant elle persiste (7 et 8 mars) et a même augmenté le lendemain. Dans les derniers temps, la formule leucocytaire reste élevée. Le pourcentage déjà cité, et fait après un long stade de repos, montre que le chiffre des lymphocytes et des mononucléaires assez élevé reste sensiblement le même après une nouvelle injection de pilocarpine.

Cobaye 52.— Dans les premiers temps des injections, il ne paraît pas y avoir d'accumulation des effets de la pilocarpine. Mais après cette période de quatre jours, pendant lesquels l'animal reçoit 15 milligrammes chaque jour, 12 mars au 17 mars, on trouve une élévation du chiffre des globules blancs de 6541 à 11.470.

Cobaye 71.— Chez ce cobaye soumis à la pilocarpine depuis longtemps, les variations qualitatives des globules sont peu sensibles. Les injections quelquefois très espacées ne laissent pas de trace assez durable de leur influence pour qu'on puisse la reconnaître encore à l'injection suivante.

COURBE DES VARIATIONS APRÈS UNE SEULE INJECTION

Cobaye 73. — Pris le 8 décembre 1902

	Avant l'injection, 2 h. 45		Injection 2 h. 50, 1 centigr.	Après 45 minutes		Après 4 h. 45	
Nombre des leucocytes.	7688		»	11470		10316	
	o/o	p. mm c.	»	o/o	p. mm. c.	o/o	p. mm. c.
Lymphocytes et mononucléaires.	45	3459	»	63	7226	69	7118
Polyn	55	4228	»	37	4243	31	3197
Rap. des poly aux lympho et aux mono.	1,22	»	»	0,26		0,46	

La courbe des leucocytes montre une hyperleucocytose quarante-cinq minutes après l'injection, leucocytose qui diminue déjà une heure quarante-cinq après. Cette hyperleucocytose est due à une augmentation des lymphocytes et mononucléaires. Leur courbe est parallèle à la courbe du chiffre total des globules blancs.

Cobaye 74.— Pris le 3 décembre 1902. — Injection, 1 centigr.

	Avant l'injection 9 h. 3o		15' après 9 h. 45		33' après 1o h. 5		1 h. 15 après 11 h. 45	
Nombre des globules blancs.........	7068		13888		6596		4340	
	o/o	p. mm. c.	o/o	p. mm. c.	o/o	p. mm. c.	o/o	p. mm. c.
Lymphocytes et mononucléaires.	54	3815	65	8126	82	5408	52	2256
Polynucléaires . .	46	3251	35	4860	18	1183	48	2083
Rapp. des poly. aux lympho et mono.	0,83	»	0,53	»	0,22	»	0,92	»

Chez ce cobaye, après l'injection de pilocarpine, on note au bout d'un quart d'heure une augmentation très sensible des leucocytes, 6820; des lymphocytes et mononucléaires, en plus 4311; des polynucléaires, en plus 1609.

Trente-cinq minutes après, diminution du chiffre des leucocytes. Les lymphocytes et mononucléaires ont diminué de 2718; les polynucléés neutrophiles de 3677.

Le nombre des leucocytes est encore plus bas une heure et quart après; les lymphocytes et mononucléaires ont encore diminué de 3152; les polynucléaires, au contraire, sont plus nombreux, 1900 en plus.

Ainsi, chez ce cobaye, aucun rapport entre la courbe des lymphocytes et mononucléaires et celle de la leucocytose.

Nos expériences sur des cobayes sains, soumis à l'influence de la pilocarpine, nous ont donc montré qu'une leucocytose parfois assez notable succédait à l'injection de cet alcaloïde. Cette leucocytose, passagère d'ailleurs, s'établit vite après l'injection, mais bientôt la courbe baisse, parfois définitivement jusqu'à une nouvelle injection, parfois pour remonter à nouveau et constituer alors une leucocytose réelle, plus durable. Cette durée pourtant n'est pas longue, puisque, le lendemain de l'injection, la formule du cobaye est redevenue normale ; les effets produits par la pilocarpine ne s'accumulent donc pas ou peu chez le cobaye sain.

Quant à la résistance des cobayes à la pilocarpine, on voit, malgré quelques cas malheureux, qu'on peut injecter sans inconvénient réel d'assez fortes doses de pilocarpine. De la salivation, de la polliurie, de la diarrhée, une sueur profuse qui rend l'animal absolument trempe, accompagnent d'une façon constante l'injection de pilocarpine.

Nous avons toujours noté un amaigrissement, assez prononcé même, chez nos cobayes en expérience.

Cobaye 52 (685-435), cobaye 61 (470-308), cobaye 64 (400-392), cobaye 65 (595-570).

CHAPITRE III

Nous avons comme Fröhlich opéré chez des animaux
normaux et dératés. Il est donc intéressant de voir comment la splénectomie a été envisagée avant nous, quel
retentissement elle a sur l'organisme en général et sur
la formule leucocytaire en particulier, enfin en quoi
elle peut modifier la résistance de l'organisme à l'intoxication,

Presque tous les auteurs reconnaissent la bénignité
de l'extirpation de la rate. Malpighi en 1669, après la
ligature du pédicule de la rate, remarque chez les opérés un appétit plus vorace, l'augmentation des urines,
de la gaieté et de l'embonpoint. Ruysch, Denis, Dupuy-
tren, 1672, notent un appétit augmenté chez les chiens
splénectomisés. D'après Flint 1870, il y aurait chez
eux dépravation de l'appétit et de la férocité. Mais la
cause en est-elle bien à l'ablation de la rate ? Il semble
que la néphrectomie produise les mêmes phénomènes.

Pourtant Schultze en 1828 a noté une diminution de
l'appétit, de l'impuissance, la moindre fécondité à chaque portée. Maggiorani trouve le sang moins coloré,
une diminution des globules avec augmentation de
l'albumine et diminution du fer et de la fibrine. Legros
note un appétit exagéré, mais pas d'engraissement.
Schmidt fait remarquer que, dans certaines contrées de

l'Angleterre, les fermiers extirpent la rate des veaux pour les faire devenir gras. Jolylle, Legros, contrairement à Schulze, croient la fécondité et l'action génésique augmentées.

Malgré la bénignité de la splénectomie, cette opération met les animaux dans un état de moindre résistance et on voit souvent la mort subite survenir chez les splénectomisés à une époque plus ou moins éloignée de l'opération, sans explication à l'autopsie. Legros l'a toujours vu se produire à la suite de quelque cause d'affaiblissement : portée trop forte, huit petits chez un rat.

Dastre se demande si la rate, comme glande vasculaire sanguine, ne serait pas un organe de jeunesse intervenant dans le développement et l'évolution de l'animal et tendant ensuite à l'atrophie et à l'inertie à mesure qu'il s'approche de la vieillesse. Il n'observe pourtant aucune modification dans la croissance des animaux dératés.

Blumreich et Jacoby prétendent que, chez le cobaye, la splénectomie ne porte atteinte ni à la santé, ni à la survie. Nicolas et Beau n'ont pu conserver leurs opérés plus de deux mois.

La splénectomie retentit d'une façon toute particulière sur l'état du sang. Comme l'a montré Crédé le premier, ces changements sont passagers après l'extirpation de la rate chez l'homme.

Les expériences sur les animaux datent d'Assolant, 1801, qui remarqua l'aquosité du sang après la splénectomie. Mosler 1869 avec Schindeler note chez le chien une diminution du nombre des globules rouges et un état stationnaire des globules blancs. En 1878, Malassez ne reconnaît à la splénectomie aucune influence sur la richesse des globules rouges en hémoglobine, mais il trouve la période de régénération plus lente après la saignée chez les dératés. Pouchet arrive à des résultats tout opposés.

Zezas, Vinogradoff, Tauber, Lockart-Gibson voient, la quatrième semaine, une augmentation des globules blancs et une diminution des globules rouges.

Les recherches de Kurloff ont porté plus particulièrement sur le cobaye. Kurloff a prouvé par des chiffres que, dans les cas d'extirpation de la rate sans complication opératoire, par conséquent dans les cas où les processus inflammatoires avec augmentation des polynucléaires et des neutrophiles étaient évités, il se produisait dans le cours du temps une augmentation de lymphocytes montant peu à peu au double et au triple, tandis que la quantité des autres éléments restait invariable.

Voici une de ses expériences :

OBSERVATION VII

Cobaye jeune, femelle. Avant l'opération, 19 avril 1888, poids: 234 grammes; globules rouges 5.780.000; globules blancs 10.700. La blessure guérit par première intention.

Dans les premiers six mois, le nombre des globules a plus que doublé et cette augmentation dépend totalement de l'invasion du sang par les lymphocytes. Le pourcentage montre une augmentation de 35 à 66 pour 100, tandis que la proportion tombe clairement pour les autres, de 44 à 22 pour 100 pour les cellules

à plusieurs noyaux, de 18 à 9 pour 100 pour les gros mononucléaires.

Dans le cours de la deuxième année, il se fait une augmentation relative et absolue très considérable des éosinophiles qui
montent de 1 à 28,9 pour 100. La dernière recherche hématolo-
gique fut faite chez cet animal le 30 avril 1890, c'est-à-dire deux
ans après la splénectomie. L'animal est parfaitement bien portant, il a quatre petits engendrés par un père dératé. Ces jeunes
cobayes ont une rate parfaitement normale, leur sang ne présente
aucune particularité.

Des recherches de Kurloff, nous tirons avec Ehrlich
les conclusions suivantes : La rate n'est pas un organe
indispensable au cobaye qui, après son ablation, conti-
nue à se développer. L'extirpation de la rate s'accom-
pagne d'une lymphocytose caractéristique sans modifications des autres espèces de globules. Cette lymphocytose est due à une hypertrophie et une hyperplasie
des ganglions lymphatiques, particulièrement des ganglions mésentériques qui jouent le rôle d'organes vica-
riants.

Extrêmement intéressante est l'augmentation constante des éosinophiles qui survient dans le cours de la
deuxième année. Leur nombre pour cent monte jusqu'à
64,6 et leur nombre absolu atteint, à la fin de la
deuxième année, en moyenne 30 à 50 fois le nombre
du début.

Il est donc établi d'une façon nette que la rate du
cobaye joue un rôle tout à fait peu important dans la
formation des globules blancs et que, après la splénectomie, dans la première année, des fonctions compen-
satrices se produisent seulement du côté des glandes
lymphatiques.

Dans la deuxième année on trouve une augmentation élevée des cellules éosinophiles.

Il faut encore une fois bien mettre en évidence que la rate n'a absolument rien à faire avec la formation des polynucléaires pseudo-éosinophiles qui sont l'analogue chez l'homme des polynucléaires neutrophiles.

Bezançon pense que la rate formerait des lymphocytes au niveau des corpuscules de Malpighi, les transformerait en formes adultes au niveau de la pulpe, puis en formes vieilles qu'on retrouve dans la veine splénique.

Laudenbach conclut de ses expériences que, dans quelques cas seulement, la régénération du sang est bien plus longue pour les splénectomisés que pour les animaux normaux, après une première saignée. Après des saignées répétées la régénération est plus lente et même incomplète chez les opérés.

Hartmann et Vaquez reconnaissent au sang, après la splénectomie, des modifications les unes banales, les autres présentant au contraire quelques caractères de spécificité.

Comme modifications banales, ils notent :

1° Abaissement du chiffre des globules rouges :

2° Une leucocytose post-opératoire, rapide, transitoire, affectant toutes les variétés de leucocytes.

Comme modifications spéciales :

a) Abaissement du chiffre de l'hémoglobine ;

b) Leucocytose lymphocytique tardive, se produisant quatre à huit semaines après l'opération et de durée variable ;

c) Apparition habituelle mais très tardive d'une leucocytose éosinophile modérée.

Dans une communication récente à la Société de Biologie, Wlaeff prétend que la diversité des opinions tient à l'âge et à l'espèce des animaux.

Chez l'homme, il a noté pendant le premier mois après l'opération, une diminution progressive des globules rouges, une augmentation des globules blancs, l'apparition de globules rouges à noyau, la diminution des lymphocytes, l'augmentation des mononucléaires et des polynucléaires les premières fois, enfin, l'apparition de polynucléaires à forme de karyokinèse. En même temps, il note l'augmentation de volume de la glande thyroïde, des ganglions de l'aine, des aisselles et du cou, de même qu'un accroissement très prononcé du foie.

Pendant les trois mois suivants, les globules rouges remontent vers la normale, le nombre des globules blancs et des lymphocytes est un peu supérieur à la normale. Les mononucléaires varient au-dessus de la normale, les globules rouges nucléés ont disparu.

Glande thyroïde, ganglions et foie reviennent à leur volume normal.

Au bout de six mois, le sang est à peu près normal. Les expériences sur les animaux lui ont donné des résultats identiques.

Pokiowsky observe les mêmes phénomènes après la thyroïdectomie. Wlaeff est ainsi amené à considérer la rate comme contribuant à la formation des globules rouges et blancs. Si chez l'homme et les animaux splénectomisés le sang redevient normal un certain temps après l'opération, c'est grâce aux organes qui remplissent les fonctions de la rate disparue et, à ce titre, il y a identité relative entre la glande thyroïde et la rate.

Un point nous reste à discuter, c'est le rôle de la rate dans la résistance aux intoxications. Peu de travaux ont été faits à ce point de vue.

Jawein, chez des animaux témoins et des animaux dératés, fait des injections de deux sortes : de microbes qui s'accumulent dans la rate ou détruisent plus particulièrement les hématies ; de microbes agissant surtout par leurs toxines. La rate joue un rôle favorable dans le premier cas ; dans le deuxième cas, la splénectomie n'est pas une cause de moindre résistance. Pugliese et Luzatti injectent de la pirodine à des chiens sains et dératés : les splénectomisés supportent des doses toxiques pour les chiens normaux. La toluiendiamine a la même puissance toxique dans les deux cas.

Nous empruntons à Nicolas et Beau les conclusions suivantes :

1° Le rôle de la rate semble tantôt favorable, tantôt nul, tantôt enfin défavorable à la défense de l'organisme contre les intoxications alcaloïdiques ;

2° La splénectomie, ancienne surtout, paraît influencer les intoxications alcaloïdiques.

Technique de la Splénectomie

L'animal est opéré sous anesthésie. Cette anesthésie est faite à l'éther. Une cage spéciale, invention de M. le professeur agrégé Collet, nous sert d'habitude pour cette anesthésie ; elle est très pratique. C'est une cage carrée ; sur deux faces opposées, une vitre permet de voir ce qui se passe à l'intérieur. L'animal enfermé, on y jette des cotons imbibés d'éther ; bientôt on voit l'animal s'agiter, mais enfin il tombe, l'anesthésie est complète. On le porte alors sur la table d'opération, où l'anesthésie est continuée au moyen d'un cornet à éther.

On procède au point de vue de l'antisepsie comme si on opérait chez l'homme : instruments passés à l'étuve, nettoyage du champ opératoire qu'on a rasé avec soin et des mains de l'opérateur.

L'opération elle-même comprend quatre temps : incision des plans cutané et musculaire, recherche de la rate, ligature des pédicules, extirpation de la rate.

L'incision doit se faire à un demi centimètre au-dessous de la dernière côte et parallèle à celle-ci. Elle part en arrière à 1 cm. et demi de la colonne vertébrale et mesure 2 cm. et demi. La peau incisée, les lèvres de la plaie sont saisies avec des pinces à forcipressure et écartées. On incise de même aux ciseaux le plan musculaire que l'on écarte de chaque côté avec les pinces.

On ouvre la cavité péritonéale.

C'est au fond de cet entonnoir qu'il faut aller chercher la rate. On y va un peu en aveugle, mais rien n'est plus facile si l'incision est bien faite. Les pinces mousses dirigées en haut et un peu en avant saisissent bientôt la rate qu'elles attirent vers l'ouverture. Cette rate est longue et possède un pédicule richement vascularisé. On fait passer un fil en double sous la rate à travers le pédicule ; on coupe la boucle et on a ainsi deux fils.

Chacun d'eux sert à lier une moitié du pédicule. Il faut avoir bien soin de ne prendre dans la ligature aucune parcelle de rate. La ligature faite et à l'abri de l'hémorragie on peut alors extirper la rate.

L'opération est terminée; il n'y a plus qu'à reconstituer la paroi. On fait un surjet au catgut pour le plan musculaire, des points séparés avec crins de Florence pour la peau.

Le pansement est simple. Après avoir saupoudré la plaie d'iodoforme, on verse dessus du collodion qui forme une sorte de cuirasse préservatrice. La guérison est rapide; quelque temps après il n'y a plus trace de l'opération, les poils ont repoussé et l'on ne peut même découvrir la cicatrice.

Résultats de la Splénectomie

D'une façon générale, l'opération s'effectue sans grande difficulté. Il n'y en saurait avoir, en effet, que si l'incision n'a pas été faite au lieu d'élection que nous avons déterminé plus haut.

Il est intéressant d'étudier maintenant quels sont les résultats immédiats et éloignés de la splénectomie ; ce que devient l'état général du cobaye, ce que devient sa formule leucocytaire, sa résistance a l'intoxication.

L'opération terminée, on laisse se réveiller le cobaye

que l'on reporte dans sa cage. S'il y trouve quelque chose à manger, il se précipite aussitôt dessus. —

Cela n'a d'ailleurs aucun inconvénient pour les suites de l'opération. A en juger ainsi, l'opération réussit toujours bien ; rares sont les cobayes qui succombent pendant l'anesthésie (12, 15, 21, 22) du fait de cette anesthésie ou de l'opération rendue plus difficile par une affection antérieure du cobaye.

Nos statistiques ont été assez heureuses, sinon dans les suites immédiates de l'opération, c'est-à-dire dans le nombre des cobayes que nous avons sauvés, du moins dans la longue survie de plusieurs de nos opérés.

Cela nous a permis de suivre longtemps les animaux soumis à nos expériences. Plus heureux que les docteurs Nicolas et Beau qui ne relatent aucun cobaye splénectomisé ayant survécu plus de deux mois, nous avons noté des survies de trois mois (cob. 26, cob. 1) ; dix mois et plus (ils sont encore vivants, cob. 18 et 25). Ces cobayes ont ensuite résisté à l'intoxication par la pilocarpine ou la nicotine dont ils ont reçu, à plusieurs reprises, d'assez fortes doses.

Voici d'ailleurs le relevé de ces survies :

Cobayes	Date de l'opération	Date de la mort	Durée de la survie
1	nov. ou déc. 1901	17 mars 1902	3 mois
2	»	27 février 1902	2 mois
11	17 février 1902	23 février	6 jours
12	18 février	18 février	»
13	18 février	Date inconnue	»
14	18 février	21 mars	33 jours

Cobayes	Date de l'opération	Date de la mort	Durée de la survie
15	21 février	21 février	»
16	21 février	24 février	3 jours
17	21 février	20 mars	27 »
18	4 mars	»	»
19	4 mars	22 mai	79 jours
20	4 mars	Date inconnue	»
21	4 mars	4 mars	»
22	25 mars	25 mars	»
23	25 mars	28 mars	3 jours
24	25 mars	11 avril	15 jours
25	25 mars	»	»
26	25 mars	4 juillet	100 jours
27	25 mars	»	»
28	11 avril	21 juin	71 jours
29	11 avril	morts 12 et 13 avril, très mauvaises condit. opératoires	1 j. ou 2
30	11 avril		
31	11 avril		
32	23 mai	29 mai	6 jours
33	23 mai	31 mai	8 jours
34	3 juin	»	»
35	3 juin	11 juin	8 jours
36	3 juin	12 juin	9 jours
37	12 novembre	»	»
38	12 novembre	18 novembre	6 jours

Ainsi, sur 30 cobayes opérés, 4 sont morts pendant l'anesthésie ou le jour même de l'opération (cob. 12, 15, 21, 22); 3 sont morts le lendemain ou le surlendemain (cob. 29, 30, 31); ils avaient été opérés dans de très mauvaises conditions. L'un d'eux avait donné de grandes difficultés pour la suture de la peau,

le plan musculaire nous ayant échappé et l'intestin faisant hernie à travers la plaie. Un morceau de rate était
resté au second, minime à la vérité ; nous ne lui avons
fait qu'un plan de suture cutanée. Enfin, le troisième
est mort d'une hémorragie interne.

Plusieurs cobayes sont morts au bout de quelques
jours : 3 jours (cob. 16, 23) ; 5 jours (cob. 38) ; 6 jours
(cob. 11, 32) ; 8 jours (cob. 33, 35) ; 9 jours (cob. 36) ;
15 jours (cob. 24). D'autres ont atteint un mois :
(cob. 17), 27 jours ; ou dépassé (cob. 14) 33 jours ;
2 mois (cob. 2, 19, 28) ; 3 mois (cob. 26). De deux
d'entre eux nous ignorons la date de la mort (cob. 13, 20).
Enfin, les autres sont encore vivants à la date du 26 décembre 1902 : 1 mois et demi après l'opération (cob.
37) ; 7 mois (cob. 34) ; 9 mois (cob. 25 et 27) ; 10
mois (cob. 18).

La splénectomie n'est donc pas absolument inoffen-
sive, le cobaye maigrit rapidement et dans des proportions sensibles, malgré l'augmentation de l'appétit
notée chez quelques-uns. Témoins, le cobaye n° 38 qui,
en six jours, a perdu 113 gr. 90 ; le cobaye 18, qui
perd 55 grammes en sept jours ; le cobaye 33, 207
grammes également en sept jours. Le cobaye 37 n'a
pas varié de poids au bout de vingt-huit jours.

Les cobayes 19 et 20 ont une augmentation de poids
après soixante-dix-neuf jours. Le cobaye 19 a gagné
208 grammes ; le cobaye 20, 214 grammes.

Dans quelles limites attribuer à la splénectomie cet
accroissement du poids, cela est assez délicat. Il faut
remarquer que ces cobayes n'ont été repesés, la seconde
fois, que longtemps après l'opération et ont pu réen-

graisser après une période d'amaigrissement. D'ailleurs, l'âge des cobayes n'a pu être noté et on peut facilement croire, d'après leur poids primitif, qu'à l'époque de l'opération, ils n'avaient pas encore acquis leur
complet développement. Après l'opération ils auraient
continué à croître et le poids qu'ils ont pris du fait de
cet accroissement serait venu contre-balancer et dépasser même les quelques grammes que leur avait fait
perdre la splénectomie.

Tous les cobayes morts ont été auptosiés, mais
à part quelques rares exceptions il nous a été impossible
de découvrir la cause immédiate de cette mort. Je ne
parle pas, bien entendu, de ceux qui sont morts
pendant l'opération pour lesquels le choc opératoire
peut être raisonnablement invoqué ; je veux parler
des cobayes qui ont survécu deux mois, trois mois
et plus.

La plupart sont morts pendant la nuit et nous les
avons trouvés morts dans leurs cages. Chez tous, les
reins étaient congestionnés ; chez les cobayes 26, 28, 17,
nous avons trouvé des adhérences ; ce dernier avait des
arborisations vasculaires sur l'intestin et le mésentère.
Le cobaye 38 avait de l'ascite. Dans un cas assez curieux
(cob. 2), à la place de la rate enlevée, on trouve un
petit kyste adhérent à la face postérieure de l'estomac,
à sa grande courbure, à une anse de l'intestin grêle, au
sommet du rein.

Chez tous les autres nous avons dû garder nos incer-
titudes.

Notons en passant une observation intéressante faite
sur le cobaye 21 mort pendant l'anesthésie. La respira-

tion s'était arrêtée, mais le cœur continuait à battre. On fait sans succès la respiration artificielle. Renonçant à le sauver, on met à nu le cœur qui bat 34 pulsations à la minute. Les auricules battent deux fois par seconde. Placées un peu derrière le cœur, elles le soulèvent à chaque battement. Le cœur bat ainsi un quart d'heure; les auricules ne battent pas en même temps, la droite s'arrête au bout de vingt-cinq minutes, la gauche au bout de trente-cinq.

Nous venons de voir les modifications apportées par la splénectomie dans l'état général du cobaye et la survie que permet cette opération ; voyons maintenant comment se comporte le sang sous cette même influence.

Chez un cobaye (11) qui, avant l'opération, avait 6572 globules blancs, on trouve deux jours après la splénectomie 14.384 globules blancs, soit un gain de 7812.

Sept jours après l'opération, on trouve chez le cobaye (18) une diminution du nombre des globules blancs : 7068 au lieu de 7688.

C'est une augmentation, très sensible d'ailleurs, qu'on note chez le cobaye (20) après l'extirpation de la rate. De 8308, le nombre de globules blancs s'est augmenté de 6386. Il atteint maintenant, soixant-dix-neuf jours après l'opération, le chiffre de 14.694.

Chez le cobaye 37, l'augmentation est nette (5768 - 8432) et cela un mois après l'opération.

Comme pour les cobayes sains, nous avons réparti nos cobayes dératés en trois classes : ceux qui ont servi plus spécialement à la leucocytose, ils sont au nombre de six (cob. 11, 17, 24 25, 19, 1) ceux, au nombre de deux (cob. 26, 32) chez qui nous avons fait le pourcentage d'une façon suivie ; ceux enfin que nous avons voulu accoutumer à l'intoxication (cob. 34).

Nous avons conservé comme témoin un cobaye dont nous avons suivi la formule indépendamment de toute injection.

ÉTUDE DES VARIATIONS NUMÉRIQUES

Les cobayes destinés à l'étude des variations numériques peuvent être séparés en deux séries : les uns dératés depuis peu (11, 17, 24, 25), les autres ayant subi l'opération depuis longtemps (19, 1).

Cobayes dératés récemment. Cobaye 11. Opéré le 17 février 1902. Avant l'opération 13 février : globules blancs 6572.

	Dates	1re Numérat.	Dose injectée	2e Numérat.
Après l'opération	19 février	14.384	1 cgr	11.551
—	21 »	27.125	5 mgr.	»

La splénectomie a accru le chiffre des globules blancs. L'injection de pilocarpine amène d'abord une hypoleucocytose, mais le lendemain de l'injection, on trouve une hyperleucocytose nette. Après une baisse passagère de 2833, le nombre des globules blancs se relève jusqu'à dépasser de 12.741 le chiffre primitif.

A l'autopsie, on trouve des arborisations vasculaires sur l'intestin et le mésentère.

Cobaye 17. Opéré le 21 février.

Dates	Heure de la 1re prise et de l'injection	Avant	Dose	Heure de la 2e prise	Après
8 mars	»	12.865	1 cgr.	1 h. 30 après	13.640
12 »	2 h. 35	7.409	1 cgr. 5	5 h.	15.128
13 »	»	»	1 cgr. 5	»	»
14 »	2 h. 10	12.307	1 cgr. 5	3 h. 45	10.447
15 »	3 h.	10.912	1 cgr. 5	5 h.	7.138
17 »	3 h. 45	12.276	1 cgr. 5	»	pas de sang
19 »	2 h. 30	12.400	1 cgr. 5	5 h.	pas de sang

Le cobaye ne réagit guère à la pilocarpine qu'après la deuxième injection. Ce jour-là, 12 mars, le gain est de 7719.

Après la quatrième, on note une baisse des globules. de 12.307 le chiffre tombe à 10.447, soit une perte de 1860. La cinquième injection amène une hypoleucocytose d'abord, mais le lendemain on trouve une hyperleucocytose qui se maintient jusqu'à la mort de l'animal.

Cobaye 24. Opéré le 25 mars.

Dates	Heure de la 1re prise et de l'injection	Avant	Dose	Heure de la 2e prise	Après
9 avril	3 h. 5	13.826	1 cgr.	4 h. 40	21.028
10 »	3 h. 15	16.616	1 cgr.	4 h. 30	13.306
—	»	»	»	5 h. 20	29.140

L'injection de pilocarpine produit une hyperleuco-cytose, mais le 10 avril cette hyperleucocytose est précédée d'une hypoleucocytose. Les effets de la pilocarpine serait donc différents suivant le temps écoulé depuis l'infection.

Cobaye 25. Opéré le 25 mars.

Dates	H. 1ʳᵉ prise et injection	Avant	Dose	H. de la 2ᵉ prise	Après
12 avril	3 h. 10	20790	1 cgr.	5 h. 10	24304
15 avril	3 h. 30	17360	1 cgr.	5 h. 30	25916
16 avril	2 h. 15	21821	1 cgr.	4 h. 15	27656
17 avril	2 h. 15	12376	1 cgr.	4 h. 45	13268
18 avril	2 h. —	13516	1 cgr.	4 h. 15	17080
23 avril	2 h. 15	14456	1 cgr.	4 h. 45	15934
24 avril	2 h. 30	13792	1 cgr.	4 h. 30	18664
25 avril	2 h. 30	15384	1 cgr.	4 h. 15	16920
26 avril	2 h. 30	17794	1 cgr.	4 h. 15	19902
30 avril	2 h. 30	14632	1 cgr.	5 h. —	25048
1 mai	2 h. 30	12896	1 cgr.	5 h. —	11470
18 novemb.	3 h. —	13427	1 cgr.	4 h. 30	18600

D'une façon très régulière l'infection de pilocarpine est suivie d'une hyperleucocytose. Cette hyperleucocytose paraît d'autant plus prononcée, que la seconde prise de sang est plus éloignée de l'injection. Ainsi, le 15 avril, deux heures après l'injection, le gain est de 8556 globules blancs. Le 30 avril, où la seconde prise est faite deux heures après l'injection, elle est plus sensible que les jours précédents où l'examen du sang était fait une heure et demi après. Il est à remarquer que le lendemain de l'injection, le chiffre des leucocytes est encore élevé.

Le 2 mai, on note une hypoleucocytose après l'injection de pilocarpine. Repris après une longue période de repos, le cobaye réagit de nouveau à l'intoxication et, le 8 novembre, l'injection de pilocarpine fait croître de 5173 le nombre des globules blancs.

Cobayes opérés depuis longtemps.

Cobaye 19. — Opéré le **4** mars.

Avant l'opération : Globules blancs = 6.572
Après l'opération : 22 mai, inj. de 1 cgr. 5   22.320

Cobaye 1. Opéré en novembre ou décembre 1901.

Dates	Avant	Dose hycotée	Après
7 février	13.309	»	»
13 février	13.223	4 mgr.	»
14 février	»	8 —	18.256
15 février	»	8 —	»
17 février	»	8 —	»
19 février	»	1 cgr.	Pas de sang
21 février	26.288	5 mgr.	»
22 février	37.040	5 —	»
14 mars	16.182	1 cgr.	27.745

Cette fois encore la pilocarpine provoque la leuco-cytose. De faibles doses paraissent très bien agir. Témoin le chiffre de 18.256 succédant le 14 février à une injection de 8 milligrammes. Il est à noter que le cobaye avait une diarrhée intense.

Etude des variations qualitatives

Cobaye 26. — Opéré le 25 Mars

Nature des globules	H. 1e prise et de l'inj.	Avant	Dose.	H. 2e prise	Après
5 juin.					
Lymphocytes et mononucléaires.	3 h. 1/4	54	1 cgr.	4 h. 3o	48
Polynucléaires	»	46	»	»	52
Rap. des poly. aux lymp. et mono.	»	o,84	»	»	1.08
11 juin.					
Lymphocytes et mononucléaires.	»	54			52
Polynucléaires.	»	46	1 cgr.	4 h. 3o	48
Rap. des poly. aux lymp. et mono.	»	o,84	»	»	o,92
18 juin.					
Lymphocytes et mononucléaires	2 h. 3o	48	1 cgr.	4 h.	41
Polyn.	»	52	»	»	5o
Rap. des polyn. aux lymph. et mon.	»	1,08	»	»	1,43
24 juin.					
Lymphocytes et mononucléaires	»	47	»	»	
Polyn.	»	53	1 cgr.	» P.d. sang	
Rap. des polyn. aux lymph. et mon.	»	1,12	»	»	
3o juin.					
Lymphocytes et mononucléaires	»	67	1 cgr.	»	37
Polyn.	»	33	»	»	63
Rap. des polyn. aux lymph. et mon.	»	o,49	»	»	1,7o

Nature des globules	H. de la 1ᵉ prise et de l'inj.	Avant	Dose	2ᵉ prise	Après
3 juillet.					
Lymphocytes et mononucléaires	»	46	»	»	41
Polyn.	»	54	1 cgr.	»	59
Rap. des polyn. aux lymph. et mon.	»	1,43	»	»	

L'augmentation des polynucléaires après l'injection de pilocarpine ressort de la façon la plus nette de ces pourcentages, tantôt faible, tantôt plus importante, mais constante.

Cobaye 32. Opéré le 23 mai.

Nombre des globules	H. 1ᵉ prise et de l'inj.	Avant.	Dose.	H. 2ᵉ prise	Après.
29 juin.					
Lymphocytes et mononucléaires.	»	59	»	»	41
Polynucléaires.	3 h. 30	41	5 mgr.	5 h.	59
Rap. des poly. aux lymp. et mono.	»	0,69	»	»	1,43

Il y a augmentation très notable des polynucléaires neutrophiles après l'injection de pilocarpine,

Cobaye 37. Opéré le 12 novembre, c'est-à-dire depuis un mois

Nombre des globules	H. 1ᵉ prise et de l'inj.	Avant.	Dose.	H. 2ᵉ prise	Après.
12 décembre					
Gl. rouges		4.364.480			5.084.000
Gl. blancs		8.432			26.220

Nombre des globules	H. 1ᵉ prise et de l'inj.	Avant.	Dose.	H. 2ᵉ prise	Après.
Rap. des rouges aux blancs		1/517			r/209
Lymph. et mono.	2 h. 30	o/o p. mmc.	1 cgr.	4 h.	o/o p. mmc.
		54 4.553			49 12847
Polynucl.		46 3.878			51 13372
Rap. des poly. aux lympho. et mono.		0,88			1,64

Ici encore augmentation très forte des polynucléaires dont le chiffre monte de 3878 à 13.372. Il y a d'ailleurs augmentation très sensible, quoique moindre, des mononucléaires.

Cobaye 25. — *Opéré le 25 mars, c'est-à-dire depuis 7 mois.*

Nature des globules	H. 1ᵉ prise et de l'inj.	Avant	Dose	H. 2ᵉ prise	Après
18 Nov. 1902. Lymphocytes et		o/o p. mmc.	»	»	o/o p. mmc.
mononucléaires	»	58 7797	»	»	32 5952
Polynucléés neutrophiles	»	42 5239	1 cgr.	4 h. 30	68 12648
Rap. des poly. aux lymp. et mono.	»	0,72			2,12

L'hyperleucocytose après injection de pilocarpine, n'est pas générale, c'est-à-dire que les polynucléaires neutrophiles y contribuent seuls. Ils ont augmenté de 7409, tandis que lymphocytes et mononucléaires ont diminué de 1845. Remarquons qu'il s'agit ici d'un cobaye soumis depuis longtemps à l'influence de la pilocarpine.

Cobaye 27 — Opéré le 25 mars. Sert de témoin.

Nature des globules	1ᵉʳ Juin	25 Juin	5 Juillet	7 Juillet	10 Juillet
Lymphocytes et mononucléaires	62	48	52	64	56
Polynucléaires	38	52	48	36	44
Rap. des poly. aux lympho. et mono.	0,61	1,08	0,92	0,56	0,78

Les lymphocytes et mononucléaires sont le plus souvent supérieurs en nombre aux polynucléaires neutrophiles.

ÉTUDE DE L'ACCOUTUMANCE

Cobaye 34. Opéré le 3 juin.

Juillet 4 au 12. — Injection de 1 centigr. de pilocarpine.
  12 au 21. — Rien.
  21 au 24. — 1 centigramme.
  24. — Globules rouges 4.600.000
      Globules blancs   13.620

	%	p. mmc.
Lymphocytes et monucléaires	35	4.767
Polynucléaires	65	8.553
Rap. des poly. aux lympho. et mono.	1,85	»

Résistance moyenne à l'intoxication.

Cobaye 1 — La leucocytose produite par les premières injections de pilocarpine ne fait que s'accroître à mesure que les injections se répètent : 14 février

(18.256) ; 21 février (26.288) ; 22 février (37.040). Il semble donc y avoir une accumulation des effets de la pilocarpine.

Après quelques jours de repos, la formule redescend vers la normale ; 16.182 globules blancs, le 14 mars.

Cobaye 11 — L'hyperleucocytose qui suit l'injection de pilocarpine est sensible le lendemain. Le gain est de 13.741.

Résistance presque nulle, mort en trois jours après avoir reçu en deux fois 1 gr. 5.

Cobaye 17 — L'effet produit par la pilocarpine est tout à fait passager. Pas d'hyperleucocytose le lendmain de l'injection.

Le cobaye perd peu à peu sa résistance. Au début, augmentation des globules blancs (7409 avant, 15.128 après) ; plus tard diminution (10.912-7138) ; finalement, après quelques autres injections, on ne peut plus avoir de sang.

Cobaye 24 — Résistance très courte aussi, mort après deux jours pendant lesquels il reçoit 1 centigramme de policarpine chaque fois. L'hyperleucocytose assez longue à se produire est encore sensible le lendemain. On note un bénéfice de 2790 globules blancs.

Cobaye 25 — Les effets de la pilocarpine semblent s'accumuler dès les premières injections. Le chiffre des globules blancs atteint 24.304 le lendemain 25.916 puis 25.656. Les jours suivants, rien ne signale l'accoutumance et l'accumulation des effets. Le 1er mai le chiffre des globules baisse après l'injection.

Après une longue période de repos, le cobaye a repris

toute sa vigueur et l'injection faite le 18 novembre amène une hyperleucocytose au profit des lymphocytes et mononucléaires. En somme, ce cobaye a résisté longtemps (il vit encore) à des injections répétées et journalières de pilocarpine à la dose de 1 centigramme.

La splénectomie a produit constamment une leucocytose. Cette leucocytose est due à l'augmentation des lymphocytes et mononucléaires.

L'injection de pilocarpine chez les dératés n'agit pas comme chez les animaux normaux. Comme chez eux, elle donne de la leucocytose, leucocytose d'autant plus prononcée que la splénectomie est plus ancienne. Mais chez les dératés cette leucocytose est nettement constituée par les polynucléaires.

Les cobayes dératés paraissent supporter des doses aussi fortes et aussi souvent répétées de pilocarpine que les sujets normaux.

Lapins. — Les lapins ne paraissent pas se comporter absolument comme les cobayes vis-à-vis de la pilocarpine.

Les lapins que nous avons utilisés étaient les uns normaux, les autres dératés.

Ces derniers ont très bien supporté la splénectomie Ils ont même engraissé : le lapin 11 pesait 1 kg. 800 avant l'opération, le 15 novembre 1902 ; il pesait 2 kg. 200 le 12 décembre. Le lapin 12 a augmenté de 410 grammes.

L'ablation de la rate a amené des modifications dans l'état du sang. Le lapin 11 avait 9120 globules blancs avant l'opération ; on en comptait 10.456 un mois après. Chez le lapin 12 il y avait une augmentation de 8515 à 11.235.

Après ces résultats généraux, nous pouvons entrer dans le détail des expériences.

Lapins normaux. N° 1. Pris le 27 février 1902.

27 février, injection de 5 milligrammes de pilocarpine.

3/4 d'heure après. . . . . L = 8184

		o/o	p. mm. c.
Dont :	Lymphocytes et mononucléaires	39	3191
	Polynucléaires	61	4992
	Rapp. des poly. aux mono. et		
	lympho.	1,56	

28 février, injection de 4 centigrammes de pilocarpine.

1/2 heure après . . . . L = 6696

29 février, pas d'injection . . . . L = 8928

3 mars. 3 h. 1/2 4836. Inject. de 4 cgr. 5 h. 1/2 L = 7068

Une seule fois nous avons la numération des globules avant et après l'injection, et la pilocarpine a produit une augmentation de ces globules.

Le chiffre des polynucléaires s'est montré plus élevé dans le cas unique où on a fait le pourcentage.

Lapin 2. Pris le 13 octobre 1902.

12 Octobre 1902.   Globules blancs : 9.972.

	o/o	p. mm. c.
Lymphocytes et mono.	44	4.387
Polyn.	56	5.584
Rapp. . . . :	0.81	»

16 octobre.   Globules blancs : 7.223.

25   »   1 centigr. de pilocarp.

27   »   2 centigr.   —

28   »   2 centigr.   —

29   »   Trouvé mort le matin, froid et raide dans sa cage.

A l'autopsie, on trouve un foie gorgé de sang, des reins très pâles, à la périphérie des coupes s'échappe du sang noir en abondance. Toutes les cavités du cœur sont pleines d'un sang noir.

L'un des poumons est noir, l'autre rose.

L'estomac est plein, distendu par les aliments.

Lapin 3. Pris le 5 novembre 1902.

5 novembre.   Injection de 1 centigr.
   »   »   1 cgr. 5.
25   »   »   2 centigr.
Depuis. . . .   »   2 centigr. tous les jours régulière-
                         ment sauf le dimanche.

9 décembre.

Globules blancs	2 h. 45	3.720	inj. 2 cgr	4 h. 5	10.168
		o/o p. mm.c.		o/o p. mm.c.	
Lymphoc. et mononucl.	67	2.492		38	3.863
Polynucléaires	33	1.227		62	6.304
Rap. des poly. aux mono.					
et lymph.	0.49			1 63	

10 décembre.

Globules rouges	3 h. 30	4.164.689	2 cgr.	5 h.	4.998.880
Globules blancs	»	6.200	»	»	11.456
Rap. des bl. aux r.		1/672			1/480
		o/o p. mm.			o/o p.mm.c.
Lymph. et mono.	»	55 3.410	»	»	39 4.467
Polynucléaires .	»	45 2.790	»	»	61 1.145
R. des poly. aux mono. et lymph.	0.81			1.56	

L'injection de pilocarpine a amené le 9 et le 10 décembre une augmentation des leucocytes, une fois de 6448, le lendemain de 5256. Le rapport des globules blancs aux rouges fait le 10 décembre a varié dans des proportions notables après l'injection de pilocarpine (1/672-1/480).

La leucocytose est générale après l'injection de pilocarpine, mais proportionnellement plus forte pour
les polynucléaires.

Lapins dératés. — Lapin 11. — Opéré le 15 novembre 1902.

15 nov. Globules blancs. . .   9 120

                        o/o p. mm. c.

    Lymphocytes et mo-
       nonucléaires. . .   40   3647
    Polynucléaires . . .   60   5472
    Rapp. des poly. aux
       mono. et lympho.   1,76

12 déc. Globules rouges, 10 h. 5 120.000 inj. de 1 centigr., 11 h. 10 5.904.875
    Globules blancs . .   10456   12125
    Rapp. des bl. aux
       rouges. 1/490   1/487

                      o/o p. mm. c.   o/o p. mm. c.

    Lymphoc. et mono.   48   5018   50,66   6142
    Polyn   52   5437   49,33   5981
    Rapp. des poly. aux
       mono. et lympho.   1,08   0,97

Augmentation des globules rouges et des globules
blancs après l'injection de pilocarpine, mais plus notable pour ces dernières, puisque le rapport de 1/490
devient 1/487.

La leucocytose est générale, mais elle est plus sensible pour les mononucléaires qui montent de 1124.

        Lapin 12. — Opéré le 15 novembre.

15 nov. Globules blancs . . .   8515

                        o/o p. mm. c.

    Lymphocytes et mo-
       nonucléés.   35   2979
    Polynucléés   65   5534
    Rapp. des poly. aux
       mono. et lympho .   1,85

12 déc. Globules rouges, 10 h. 104.656.254 inj. 1 centigr., 11 h. 20 5.020.115

Globules blancs . . . 11235   12937

Rapp. des bl. aux r. 1/405   1/395

Lymphocytes et mo- mm.c.o/o   mm.c.o/o

nonucléaires . . . 43 4831   56 7744

Polynucléaires. . . . 57 6403   44 5662

Rapp. des poly. aux

mono. et lympho. . 1,32   0,78

L'injection de pilocarpine fait élever le **chiffre des globules rouges et des globules blancs**, particulièrement de ces derniers.

Augmentation des mononucléaires de 2413, diminution des polynucléaires de 711.

La pilocarpine chez les lapins produit de la leucocytose. Chez les lapins normaux cette leucocytose porte surtout sur les polynucléaires.

Homme

Diagnostic : Vertige auriculaire.

18 janvier 1901. . . V gouttes de pilocarpine. — Salivation.

19   —   . . . VII —   —

21   —   . . . VIII —   —

22   —   . . . IX —   —

23   —   . . . X —   —

Le 23, 1 h. 30 après l'injection : gl. rouges, 5.200.000 à 5.400.000

gl. blancs. 10.000 environ.

Le 24, avant l'injection : globules rouges. 4.900.000.

Le chiffre des globules blancs, noté le 23 janvier, après le cinquième jour de traitement par la pilocarpine est élevé ; il faut sans doute mettre cette élévation sur le compte de la pilocarpine.

Nicotine.

Nos expériences sur la nicotine sont plus restreintes, nous allons, pour les exposer, adopter le même plan général qui nous a servi à relater nos expériences sur la pilocarpine.

Nous avons étudié l'influence de la nicotine sur des cobayes normaux (53, 54) et des cobayes dératés (cob. 18, 20) au point de vue des variations quantitatives et qualitatives et de l'accoutumance à l'intoxication.

Cobayes normaux.

Cobaye 53. — *Pris le 14 mai.*

A 3 h. 1/4, 8 milligrammes de nicotine. Avant l'injection il avait 7936 leucocytes. On ne peut faire de numération ultérieure, car il meurt dans de fortes convulsions immédiatement après l'injection.

Cobaye 54. — *Pris le 21 mai.*

Date	Hre de la 1e prise et de l'injection	Avant	Dose	Heure de la 2e prise	Après
21 mai	3 h. 15	6,820	2 mgr.	4 h 40	9.300
23 mai	2 h. 5	9.362	»	4 h.	6.510
19 nov.	3 5. 30	15.252	4 mgr.	5 h.	12.666

Ces résultats sont absolument contradictoires : une fois, augmentation de 2480, le lendemain, diminution de 2852. Il est peu probable que l'organisme soit déjà fatigué après deux injections de 2 milligrammes. D'ailleurs on voit que, même après un long stade de repos, l'hypoleucocytose se reproduit après l'injection de nicotine.

Le 19 novembre nous avons fait le pourcentage chez ce même cobaye.

Dates	Nature des globules	Heure de la 1e prise et de l'injection	Avant	Dose	Heure de la 2e prise	Après
			o/o p. mm. c.			o/o p.mm.c.
19 nov.	Lymphocytes					
	et mononucl.		48 7.322	4 mgr	5 h. 49	6.206
	Polynucl.	3 h.30	52 7.933		51	6.459
	Rap. des poly. aux mon.		1,08			1,04

La nicotine n'a modifié en rien les proportions des globules entre eux, mais leur nombre par millimètre cube a diminué de 1116 pour les mononucléaires, de 1474 pour les polynucléaires.

Cobaye 63. — Pris le 4 juin.

Du 4 au 13 juin, injection de 2 milligrammes de nicotine
Du 13 au 18 juin,   —   4 millig.   —
Du 18 au 23 —   —   8 millig.   —
Du 23 au 26 —   —   1 cm. 6.   —
Le 26 juin, par erreur, on lui fait une injection de 1 centigram. de cocaïne : aucun malaise sensible.

Le 27, reprise de la nicotine : 2 centigr.
Du 28 juin au 5 juillet   **3** centigr.
Du 5 juillet au 11 juillet   4 centigr.
Le 11 juillet : 5.735.000 globules rouges.

Globules blancs.
{ Lymphocytes et mononucléaires 69
{ Polynucléaires 31
{ Rap. des poly. aux mono. 0.44

Du 11 juillet au 21 on ne fait pas d'injection.

21 juillet, injection de 3 centigrammes. Le cobaye la supporte facilement, il n'a pas perdu son accoutumance.

Globules blancs = 15.564.

Cobayes opérés. Cobaye 18. Opéré le 4 mars.

Dates	H. 1re prise et injection	Avant	Dose	H. de la 2e prise	Après
14 mai	3 h. 20	18.104	8 mgr.	4 h. 55	9 920
15 mai	2 h. 45	7.307	8 —	5 h. 30	8.680
16 mai	2 h. 30	6.200	8 —	4 h. 55	6.386
17 mai	2 h. 5	17.980	8 —	4 h. 20	6.448
18 mai	»	»	8 —	»	»
19 mai	»	»	8 —	»	»
20 mai	»	»	8 —	»	»
21 mai	3 h. 20	7.564	8 —	4 h. 45	12.896
23 mai	2 h. 15	8.680	8 —	4 h. »	8.680
19 nov.	3 h. »	10.668	4 —	4 h. 30	5.456

		% p. mmc.		% p. mmc.
Dont {	Monucléaires et lymphocytes	48 5.120		49 2.683
{	Polynucléaires	52 5.547		51 2.782
{	Rap. des p. aux m.	1.08		1.04

La première injection diminue de 8184 le nombre des leucocytes. La deuxième et la troisième injections produisent une augmentation de 1373 pour la deuxième, 186 pour la troisième. Après la quatrième, perte de 11.532. Repris après quatre injections de 8 milligrammes sans numération on voit, sous l'influence d'une nouvelle dose, une augmentation sensible 5332.

De ces résultats, qui paraissent assez irréguliers et même contradictoires, on peut pourtant tirer une observation interessante. Si, avant l'injection, le chiffre des globules blancs est élevé, on note, après, une diminution. Dans le cas contraire, c'est une augmentation.

Le pourcentage montre entre les deux espèces de globules des rapports sensiblement égaux avant et après l'injection.

Cobaye 20 : Injection de nicotine de 2 milligrammes à 2 h. 3o ; chiffre des globules blancs : de 14.694 à 21.576, une heure et demie après.

Cocaïne.

Un cobaye normal reçoit :

Du   4 juin au 13 juin :   5 milligrammes de cocaïne ;
Du 13   »   au 21   »   7 milligr. 5   »
Du 21   »   au 26   »   1 centigramme   »

Le 26 juin, par erreur, injection de 2 centigrammes de nicotine. Le cobaye fait 12 à 15 tours sur lui-même, autour de son axe longitudinal, à toute vitesse, franchissant ainsi 4 à 5 mètres. Alors il s'arrête et, sur place se livre à des mouvement cloniques des plus désordonnés.

Une injection de sérum de Hayem le remet sur pied en 3o minutes.

Le 27, reprise de la cocaïne, injection de 1 centigramme ;
Du 28 juin au 5 juillet   »   1 centigr. 5 ;
Du 5 juillet au 12 juillet   »   2 centigrammes
Du 12 juillet au 21 juillet. .   .   .   . rien.

Le 22 juillet, une injection de 3 centigrammes amène des convulsions toniques. De nouveau le sérum vient le sauver.

Le 23 juillet, injection de 2 centigrammes.

Le 24 juillet, sans nouvelle injection, globules rouges 2.045.000 globules blancs 26.660 dont :

	o/o	p. mm. c.
Mononucléaires et lymphocytes	52	13.863
Polynucléaires	48	12.796
Rapp. des poly. aux mono. et		
lymphocytes	0,92	

OBSERVATIONS

Pilocarpine

Cobayes normaux

Cobaye 51. Pris le 28 février 1902. Poids 605 grammes.
Mort le 22 mai 1902. Poids 435 grammes.
Usage : Étude de l'influence de la pilocarpine sur la leucocytose ; un pourcentage le 28 mai. Accoutumance.

Cobaye 52. Pris le 28 février 1902. Poids 685 grammes.
Mort le 20 mars 1902. Poids 435 grammes.
Usage : Influence de la pilocarpine sur la leucocytose. Accoutumance.

Cobaye 61. Pris le 4 juin 1902. Poids 470 grammes.
Mort le 9 juin 1902. Poids 308 grammes.
Usage : Accoutumance à la pilocarpine.

Cobaye 64 Pris le 11 juin 1902. Poids 400 grammes.
Mort le 13 juin 1902. Poids 392 grammes.
Usage. Accoutumance à la pilocarpine.

Cobaye 65. Pris le 4 juillet 1902. Poids 595 grammes.
Mort le 9 juillet 1902. Poids 570 grammes.
Usage : Accoutumance à la pilocarpine.

Cobaye 71. Usage : Pris le 29 mai 1902. Poids 387 grammes.
Mort le 5 novembre 1902.
Variations qualitatives du sang après pilocarpine. Accoutumance.

Cobaye 72. Pris le 29 mai 1902. Poids 435 grammes.
Encore vivant le 26 décembre 1902.

Usage : Sert de témoin dans l'étude qualitative du sang par la pilocarpine.

Cobaye 73. Pris le 1ᵉʳ décembre 1902. Poids 530 grammes.
Encore vivant le 26 décembre 1902.
Usage : Courbe de la leucocytose après pilocarpine.

Cobaye 74· Pris le 3 décembre 1902. Poids 480 grammes.
Mort le 3 décembre 1902.
Usage : Courbe de la leucocytose après pilocarpine.

Cobayes splénectomisés

Cobaye 1. Opéré en novembre, ou décembre 1901.
Mort le 17 mars 1902.
Usage : Etude de la leucocytose après pilocarpine.
Utilisé du 7 février au 22 février.
Repris le 14 mars. Accoutumance.

Cobaye 11. Opéré le 17 février 1902.
Mort le 23 février 1902. Poids 358 grammes.
Usage : Etude de la leucocytose après pilocarpine.
Accoutumance.
Utilisé le 19 et 21 février.

Cobaye 17. Opéré le 21 février 1902. Poids 465.
Mort le 20 mars 1902. Poids 395.
Usage : Etude de la leucocytose après pilocarpine.
Accoutumance.
Utilisé du 8 au 19 mars.

Cobaye 19. Opéré le 4 mars 1902. Poids 362 grammes.
Mort le 22 mai 1902. Poids 570 grammes.
Usage : Etude de la leucocytose après pilocarpine
Accoutumance.
Utilisé le 22 mai.

Cobaye 24. Opéré le 25 mars 1902.
Mort le 11 avril 1902.
Usage : Étude de la leucocytose après pilocarpine.
Utilisé les 9 et 10 avril.

Cobaye 25. Opéré le 25 mars 1902.

Encore vivant le 26 décembre 1902.

Usage : Etude de la leucocytose après pilocarpine. Accoutumance.

Utilisé du 12 avril au 1er mai.

Repris le 18 novembre.

Cobaye 26. Opéré le 25 mars 1902.

Mort le 4 juillet 1902.

Usage : Variations qualitatives du sang après pilocarpine. Accoutumance.

Utilisé du 5 juin au 3 juillet.

Le 29 mai il pesait 671 grammes.

Cobaye 27. Opéré le 25 mars 1902.

Encore vivant le 26 décembre 1902.

Usage : Sert de cobaye témoin dans l'étude des variations qualitatives du sang après pilocarpine.

Utilisé du 1er juin au 5 juillet.

Cobaye 28. Opéré le 11 avril 1902. Poids 605 grammes.

Mort le 21 juin 1902. Poids 515 grammes.

Usage : Accoutumance à la pilocarpine.

Utilisé du 4 au 21 juin,

Cobaye 32. Opéré le 23 mai 1902. Poids, 409 grammes.

Mort le 29 mai 1902. Poids, 270 grammes.

Usage : Etude des variations qualitatives du sang après pilocarpine. Accoutumance.

Utilisé le 29 mai.

Cobaye 34. Opéré le 3 juin 1902. Poids 580 grammes.

Encore vivant à la date du 26 décembre 1902.

Usage : Accoutumance à la pilocarpine.

Le 4 juillet il pesait 590 grammes.

Cobaye 37. Opéré le 15 novembre 1902. Poids 520 grammes.

Encore vivant le 26 décembre 1902.

Usage : Etude des variations quantitatives et qualitatives du sang après pilocarpine.

Utilisé le 12 décembre.

Cobaye 38. Opéré le 15 novembre 1902. Poids 525 grammes.

Mort le 18 novembre 1902. Poids 410 grammes.

Usage : une numération le jour de l'opération.

Lapins normaux.

Lapin 1. Pris le 27 février 1902. Poids 2 kg. 610.
> Usage : Influence de la pilocarpine sur la leucocytose. Accoutumance.
> Utilisé du 27 février au 3 mars.

Lapin 2. Pris le 13 octobre 1902. Poids 2 kg. 600.
> Mort le 29 octobre 1902.
> Usage : Variations quantitatives et qualitatives du sang après pilocarpine. Accoutumance.
> Utilisé du 13 au 29 octobre.

Lapin 3. Pris le 5 novembre 1902.
> Encore vivant le 26 décembre 1902.
> Usage : Variations quantitatives et qualitatives du sang après pilocarpine. Accoutumance.
> Utilisé du 5 novembre au 10 décembre.

Lapins splénectomisés.

Lapin 11. Opéré le 15 novembre 1902. Poids 1 kg. 800.
> Encore vivant le 26 décembre 1902.
> Usage : Variations quantitatives et qualitatives du sang après pilocarpine.
> Utilisé le 15 novembre.
> Repris le 12 décembre. Poids, 2 kg. 200.

Lapin 12. Opéré le 15 novembre. Poids 1 kg. 770.
> Encore vivant le 26 décembre 1902.
> Usage : Variations quantitatives et qualitatives du sang après pilocarpine.
> Utilisé le 15 novembre.
> Repris le 12 décembre. Poids 2 kg. 180.

Homme.

Diagnostic. — *Vertiges auriculaires, puis tumeur cérébrale
probablement protubérantielle. Après vérification : tumeur
cérébelleuse occupant la face antérieure du lobe droit du
cervelet.*

J... E., quarante-huit ans, voiturier. Entré le 14 janvier 1901.
Mort le 6 août 1901.

Antécédents alcooliques.

Affection actuelle. Surdité presque complète depuis mai 1900,
apparition de vertiges. Il avait perdu l'oreille gauche depuis
longtemps.

Examen somatique néant, si ce n'est un un peu d'emphysème
pulmonaire.

Pas d'albumine.

Système nerveux. Démarche titubante. Vertiges. Romberg.

Réflexes rotuliens normaux des deux côtés. Pas de raideur
ni de contracture des jambes. Force musculaire conservée. Inégalité pupillaire légère : P. G. > P. D. Pas d'ophtalmoplégie.
Les pupilles réagissent bien à la lumière.

Examen de l'oreille. Oreille droite. Tympan normal ou à peu
près, triangle lumineux ou terne.

Oreille gauche : otite suppurée cicatrisée avec plaque calcaire.

L'oreille droite ne perçoit absolument rien, l'oreille gauche
perçoit à peine.

Le diapason placé sur le front n'est perçu que du côté de
l'oreille gauche.

Cours de la maladie :

23 janvier. Le traitement par la pilocarpine a diminué les
vertiges. Plus de Romberg. Surdité complète.

31 janvier. Malade obnubilé. La mémoire revient. Romberg
positif. Crise vertigineuse pendant la visite.

Mois de février. Amaigrissement. Délire tranquille. Le malade
fait sous lui. On le fait manger.

16 mars. Apathie cérébrale. Exophtalmie cérébrale légère. Anesthésie de la cornée du côté droit. Parésie spéciale du côté droit du corps, c'est-à-dire que le malade ne se sert pas volontiers de la main droite. Force musculaire conservée.

3 avril. Œdème de la papille droite.

25 avril. Anesthésie faciale droite. Hypoesthésie du côté droit.

29 avril. Pas d'aphasie. Apathie et somnolence. Vision diminuée. Hémianesthésie droite persistante. Pas d'hémiplégie ni de monoplégie bien nette. Pas de tremblement intentionnel ni d'ataxie des membres supérieurs. Réflexes généralement diminués. Le malade fait sous lui.

15 mai. Etat demi-comateux. Œdème double de la papille.

Nicotine

Cobayes normaux

Cobaye 53. Pris le 14 mai. Poids 402 grammes.
Mort le 14 mai. Poids 402 grammes.
Usage : leucocytose après nicotine.

Cobaye 54. Pris le 21 mai. Poids 526 grammes.
Encore vivant le 26 décembre 1902.
Usage : leucocytose après nicotine; 1 pourcentage.
Utilisé les 21 et 23 mai.
Repris le 19 novembre. Poids 600 grammes.

Cobaye 63. Pris le 4 juin 1902. Poids 430 grammes.
Usage : Accoutumance à la nicotine.

Cobayes splénectomisés

Cobaye 18. Opéré le 4 mars 1902. Poids 494 grammes.
Encore vivant le 26 décembre 1902.
Usage : Leucocytose après nicotine. Accoutumance.
Le 11 mars poids 439 grammes.
Utilisé du 14 mai au 23 mai.

Repris le 19 novembre 1902. Poids 770 grammes.

Cobaye 20. Opéré le 4 mars 1902. Poids 374 grammes.

Usage : Leucocytose après nicotine.

Utilisé le 22 mai. Poids 588 grammes.

Cocaïne

Cobaye 62. Normal. Pris le 4 juin 1902.

Usage : Variétés quantitatives et qualitatives du sang après cocaïne.

Accoutumance à la cocaïne.

CONCLUSIONS

I. La pilocarpine provoque de la leucocytose chez le cobaye et le lapin.

II. La splénectomie provoque également chez ces animaux une leucocytose, Elle permet une survie parfois très considérable, dix mois et plus.

III. La leucocytose provoquée par la pilocarpine est presque toujours sensible une heure et demie après l'injection. Elle est souvent précédée d'un stade d'hypoleucocytose,

IV. Chez les animaux normaux, cette leucocytose est peu durable, elle a disparu le plus souvent le lendemain.

V. Les animaux normaux s'accoutument facilement à la pilocarpine. Ils peuvent supporter des doses assez fortes, 15 milligrammes et et assez souvent répétées (plusieurs mois).

VI. La leucocytose provoquée chez les cobayes normaux porte surtout sur les lymphocytes.

VII. Les animaux splénectomisés réagissent différemment suivant la date de l'opération : la leucocytose est encore plus prononcée chez les animaux dératés depuis longtemps. Les effets de la pilocarpine semblent s'accumuler chez ces derniers.

VIII. La leucocytose, produite par la pilocarpine sur les cobayes splénectomisés porte souvent avec prédominance sur les polynucléaires.

IX. Les cobayés splénectomisés résistent aussi bien à l'intoxication que les cobayes normaux.

X. Les lapins ont de la leucocytose après l'injection de pilocarpine. Cette leucocytose porte surtout sur les polynucléaires chez les lapins normaux.

XI. La nicotine donne tantôt une hyperleucocytose, tantôt une hypoleucocytose. Les cobayes arrivent par l'accoutumance à supporter des doses de 4 centigrammes répétées tous les jours.

XII. La cocaïne produit, au bout d'un certain temps, une leucocytose très sensible.

Le cobaye ne s'habitue que lentement, et une dose un peu forte, succédant à des injections moindres mais quotidiennes, amène des accidents sérieux d'intoxication.

BIBLIOGRAPHIE

Horbaczewski, Sitzungsberichte Wien Akademie, 1891-92., p. 78.

Waldstein, Berl. klin. Woch., 1895, p. 368-396.

Kühnau et Weiss, Zeitschrift f. klin. Med., 1897, p. 482.

Fröhlich, Inaugural Dissertation, 1896.

Fritz Bathe, Inaugural Dissertation, 1899.

Besredka, Annales de l'Institut Pasteur, 1899, p. 49 et 209.

Sabrazès, Gazette hebdomadaire des Sciences médicales de Bordeaux.

Levaditi, le Leucocyte et ses granulations.

Mayet, Lyon Médical, 1901, p. 153.

Ehrlich et Lazarus, Die Anemiæ normale und pathol. Histologie des Blutes, specielle Pathologie und Therapie von prof. Nothnagel, VIII, p. 56, Wien, 98.

Dastre, Société de biologie, 1893.

Blumreich et Jacoby, Zeitschrift fur Hygien, 1898, t. XXIX, p. 419-453.

Nicolas et Beau, Comptes rendus de la Société de Biologie, Paris, 1900, t. II, p. 881-882.

Bezançon, thèse de Paris, 1895, N° 233.

Laudenbach, Archives de physiologie, 1897, t. VIII, p. 693 et 724.

Hartmann et Vaquez, Société de Biologie, 30 janvier 1897.

Vaquez, Société de Biologie, 5 juin 1897.

Wlaeff, Société de Biologie, 8 novembre 1902.

Jawein, Journal de Physiologie et de Pathologie générale, 1900.,

Pugliesl et Luzzatti, Archives italiennes de Biologie, Turin, 1900, t. XXXIII, p. 349.

TABLE DES MATIÈRES

Lyon. — Imp. A. Rey, 4, rue Gentil. — 31657